essentials

Essentials liefern aktuelles Wissen in konzentrierter Form. Die Essenz dessen, worauf es als „State-of-the-Art“ in der gegenwärtigen Fachdiskussion oder in der Praxis ankommt. *Essentials* informieren schnell, unkompliziert und verständlich

- als Einführung in ein aktuelles Thema aus Ihrem Fachgebiet
- als Einstieg in ein für Sie noch unbekanntes Themenfeld
- als Einblick, um zum Thema mitreden zu können

Die Bücher in elektronischer und gedruckter Form bringen das Fachwissen von Springerautor*innen kompakt zur Darstellung. Sie sind besonders für die Nutzung als eBook auf Tablet-PCs, eBook-Readern und Smartphones geeignet. *Essentials* sind Wissensbausteine aus den Wirtschafts-, Sozial- und Geisteswissenschaften, aus Technik und Naturwissenschaften sowie aus Medizin, Psychologie und Gesundheitsberufen. Von renommierten Autor*innen aller Springer-Verlagsmarken.

Rainer Waedlich •
Claudia Wente-Waedlich •
P. Lloyd Hildebrand

NIS-2 im Gesundheitswesen für Mitarbeitende

Orientierung und Aufklärung für verantwortliche und zukunftsorientierte Teams in Krankenhäusern und Kliniken

Springer

Rainer Waedlich
wkomma GmbH
Köln, Deutschland

Claudia Wente-Waedlich
wkomma GmbH
Köln, Deutschland

P. Lloyd Hildebrand
Kerkorian School of Medicine
University of Nevada
Las Vegas, USA

ISSN 2197-6708 ISSN 2197-6716 (electronic)
essentials
ISBN 978-3-662-74197-9 ISBN 978-3-662-74198-6 (eBook)
https://doi.org/10.1007/978-3-662-74198-6

Die Deutsche Nationalbibliothek verzeichnet diese Publikation in der Deutschen Nationalbibliografie; detaillierte bibliografische Daten sind im Internet über https://portal.dnb.de abrufbar.

Springer ist ein Imprint der eingetragenen Gesellschaft Springer-Verlag GmbH, DE und ist ein Teil von Springer Nature.
Die Anschrift der Gesellschaft ist: Heidelberger Platz 3, 14197 Berlin, Germany

Was Sie in diesem *essential* finden können

- Einführung in die aktuelle Regulatorik zu NIS-2 und Informationssicherheit in der medizinischen und pflegerischen Versorgung
- Einführung in die NIS-2 Rahmenbedingungen in Krankenhäusern, MVZ, Großpraxen und großen Pflegeeinrichtungen speziell für Mitarbeitende
- Übersicht zu Schulungsanforderungen für Mitarbeitende in der medizinischen und pflegerischen Versorgung
- Beispiele von Prozessbeschreibungen und Verfahrensanweisungen (nach ISO 9001) für Mitarbeitende
- Glossar mit Erläuterungen von Termini zur Digitalisierung in Krankenhäusern, Arztpraxen und Pflegeeinrichtungen
- Wissensvermittlung zum Job Enrichment im dynamischen Digitalisierungsprozess im Gesundheitswesen
- Informationen zu zukünftigen GRC-Entwicklungen (Governance, Risk, Compliance)

Vorwort

Es mag ungewöhnlich sein, dass ein kanadischer Arzt das Vorwort für deutsche Fachliteratur schreibt. Der Grund ist einfach: In den USA wird die Digitalisierung des Gesundheitswesens seit 2009 in der ambulanten und stationären Versorgung gesetzlich mehr oder weniger erfolgreich umgesetzt.

Als Arzt möchte ich mich ständig in meiner Arbeit verbessern. Dazu gehört in diesen Zeiten besonders die Nutzung digitaler Strukturen und Komponenten. Seit mehr als 25 Jahren arbeite ich mit den Autoren an einer arztgerechten Umsetzung digitaler Instrumente im Gesundheitswesen. Unsere Erfahrungen möchten wir gerne weitergeben und alle Personen in Medizin und Pflege motivieren, sich in Digitalisierungsprozesse aktiv einzubringen. Nur mit der praktischen Expertise der Versorgerteams lassen sich wirkliche Fortschritte erzielen. Anregungen und Diskussionsbeiträge sind immer willkommen über: www.nis-2-akademie.de.

P. Lloyd Hildebrand, MD
Professor und Vorsitzender der
Abteilung für Augenheilkunde
Kerkorian School of Medicine
University of Nevada
Las Vegas, NV, USA

Im Buch wird das generische Maskulinum verwendet. Die verwendeten Personenbezeichnungen sollen sich, sofern nicht anders kenntlich gemacht, jedoch auf alle Geschlechter und Geschlechtsidentitäten beziehen.

Interessenskonflikt Die Autor*innen haben keine relevanten Interessenskonflikte im Zusammenhang mit dieser Publikation.

Inhaltsverzeichnis

Über die Autoren

Rainer Waedlich Der Autor Rainer Waedlich ist Experte für Health-IT (E-Health), KI, Informationssicherheit/Cyberschutz und Qualitätsmanagement im Gesundheits- und Sozialbereich. In seiner über 40-jährigen internationalen Berufslaufbahn hat er softwarebasierte Produkte im Gesundheitswesen für medizinische Informationssysteme zur Dokumentation und klinische Entscheidungsunterstützung entwickelt. Über 1000 Unternehmen und medizinische Einrichtungen hat er weltweit in IT-Projekten unterstützt. In den Jahren 2013/2014 hat er u. a. das chinesische Gesundheitsministerium in Beijing in der Digitalisierung und zu IT-Sicherheitskonzepten in China beraten.

Im ersten Projekt für Künstliche Intelligenz (KI) in der Augenheilkunde koordinierte er die Arbeitsgruppe von IBM-Watson Health, TOPCON, ifa systems und MERGE in den Jahren 2015/2016. Die Ergebnisse der KI-Studien wurden in den folgenden Jahren in verschiedenen Projekten und Produkten im internationalen Markt eingeführt.

Als Aufsichtsratsvorsitzender deutscher und amerikanischer Health IT-Unternehmen war er mehr als 20 Jahre lang u. a. für die Compliance von wissensbasierten Projekten verantwortlich (Entwicklung von Algorithmen für Vorstufen von AI-Anwendungen, „Artificial Intelligence in Medicine“).

Claudia Wente-Waedlich Claudia Wente-Waedlich ist Expertin für Digitalisierung und Qualitätsmanagement in Kliniken, Arztpraxen und für E-Healthcare Software. In ihrer über 30-jährigen Berufslaufbahn hat sie mehr als 1200 Krankenhäuser, Kliniken und Arztpraxen mit über 3500 Ärzten und mehr als 11.000 Mitarbeitenden in Deutschland/Europa und den USA, China und Japan bei der Einführung von strukturiertem Qualitätsmanagement und ePA-Systemen begleitet.

Ihr Spezialgebiet ist die digitale Wissensvermittlung mit modernen Kommunikations-Strategien wie NLP (Neurolinguistische Programmierung) und die Nutzung von E-Learning Technologien und KI (Künstliche Intelligenz). In der ersten KI-Studie in der Ophthalmologie (IBM Watson Health) war sie für die ophthalmologischen Terminologie Standards verantwortlich. In der Augenklinik der Universität Peking/China (PKUPH) war sie 2011–2013 zusammen mit einer chinesischen Expertengruppe für die Einführung der ophthalmologischen digitalen Patientenakte verantwortlich.

Claudia Wente-Waedlich war über 15 Jahre im Aufsichtsrat von Health IT-Unternehmen in Deutschland und USA tätig. Aktuell ist sie Geschäftsführerin der MCSS Gesellschaft in Köln für den Bereich Coaching und E-Learning verantwortlich.

Prof. Dr. Peter Lloyd Hildebrand, MD Lloyd Hildebrand, gebürtiger Kanadier, ist Professor für Augenheilkunde in den USA. Er ist als plastisch-rekonstruktiver Augenarzt in Las Vegas tätig. Zuvor arbeitete er 22 Jahre am Dean McGee Eye Institute, der Augenklinik der University of Oklahoma in Oklahoma City, USA. Er trug maßgeblich zur Entwicklung von Augenkliniken in China, Afrika und Peru bei. Er entwickelte digitale Systeme zur IT-gestützten Früherkennung und Behandlung der diabetischen Retinopathie und leitete die Entwicklung globaler IT-Standards für die Augenheilkunde. Er spielte eine führende Rolle in IBM Watson Health-Projekten zur Anwendung künstlicher Intelligenz in der Augenheilkunde in Japan und den USA. Ein weiteres Spezialgebiet von Professor Hildebrand sind strukturierte Standards für medizinische Daten als Grundlage für maschinelles Lernen und KI im klinischen Gesundheitswesen. Viele Jahre lang war er Mitglied im internationalen DICOM-Komitee und vertrat die USA, vertreten durch die American Academy of Ophthalmology (AAO), in der WHO-Arbeitsgruppe zur Entwicklung der ICD-11 (Internationale Klassifikation der Krankheiten, 11. Revision) für die digitale Kodierung medizinischer Diagnosen. Durch seine Vorträge und Publikationen ist er in der internationalen Fachwelt bekannt.

Einleitung

1

NIS-2 in Kombination mit der Digitalisierung im Gesundheitswesen ist das sicher größte Infrastruktur-Projekt für Ärzte und ihre Mitarbeitenden seit mehr als 50 Jahren. Die Umsetzung der elektronischen Quartalsabrechnung und die Einführung der ICD-10 Kodierung können nur als kleiner Vorgeschmack im Vergleich zur Einführung der elektronischen Patientenakte mit den Grundlagen für klinische Entscheidungsunterstützung (CDSS – Clinical Decision Support System) angesehen werden.

Die Risiken für die Digitalisierung bestehen nicht in den Anforderungen der Digitalisierung in Deutschland. Sie bestehen vielmehr in der Unterschätzung der Komplexität und der Notwendigkeit einer professionellen Projektvorbereitung. Das vorliegende Springer Nature Essential ist als Hilfe zur Selbsthilfe konzipiert worden. Es wurde für alle Beschäftigten in der medizinischen und pflegerischen Versorgung in Deutschland entwickelt. Es basiert auf mehr als 20 Jahren Erfahrung der Autoren mit Health-IT in Deutschland und über 9 Jahren mit der Einführung der Digitalisierung in amerikanischen Krankenhäusern und Praxen.

Mehr als 10.000 Ärzte und Fachangestellte wurden bei ihrem Weg durch das „Tal der Tränen" in eine digitale Arbeitswelt begleitet. Die auf den folgenden Seiten enthaltenen Vorlagen, Beispiele und Anleitungen sind in vielen unterschiedlichen ambulanten und stationären Strukturen praxiserprobt. Sie können 50–60 % der Arbeitszeit bei der Erstellung digitaler Assistenzsysteme für Cyberschutz und Informationssicherheit, Datenschutz, Ablauforganisation sowie Qualitätsmanagement einsparen.

Da die ambulanten und stationären Strukturen sehr unterschiedlich sind, kann kein „Goldstandard" für alle Versorgungssituationen angeboten werden. Nach dem

R. Waedlich et al., *NIS-2 im Gesundheitswesen für Mitarbeitende*, essentials, https://doi.org/10.1007/978-3-662-74198-6_1

Sprichwort „Viele Wege führen nach Rom“ können Beschäftigte in Praxen, Krankenhäusern und Pflegeeinrichtungen die vorliegenden Informationen zu sehr unterschiedlichen Herangehensweisen anwenden.

Die Verantwortlichen einer Einrichtung können bestehende gut funktionierende Prozesse in einem digitalen Umfeld ergänzen, optimieren und ständig den Entwicklungen anpassen. Dabei sollte klar sein, dass die Digitalisierung im Gesundheits- und Sozialwesen in absehbarer Zeit nie vollständig abgeschlossen sein wird.

1.1 Paradigmenwechsel für Mitarbeitende

Die Mitarbeitenden spielen die zentrale Rolle, wenn es um die Umstellung von analogen zu digitalen Systemen geht. Ältere Mitarbeitende haben ihre Erfahrungen mit Papierkarteikarten, Laufzetteln und analogen Arztbriefen sowie Papierrezepten gesammelt. Jüngere Mitarbeitende dagegen sind es bereits eher aus dem privaten Umfeld gewohnt, digital zu kommunizieren und zu organisieren (Abb. 1.1).

Für alle Prozessbereiche in der medizinischen Versorgung gilt, dass bis zu drei Viertel der Stör- und Schadensfälle auf den Faktor Mensch zurückzuführen sind. Dies wird durch Untersuchungen des Bundesamts für Sicherheit in der Informationstechnik (BSI) und des Gesamtverbands der deutschen Versicherungen (GDV)

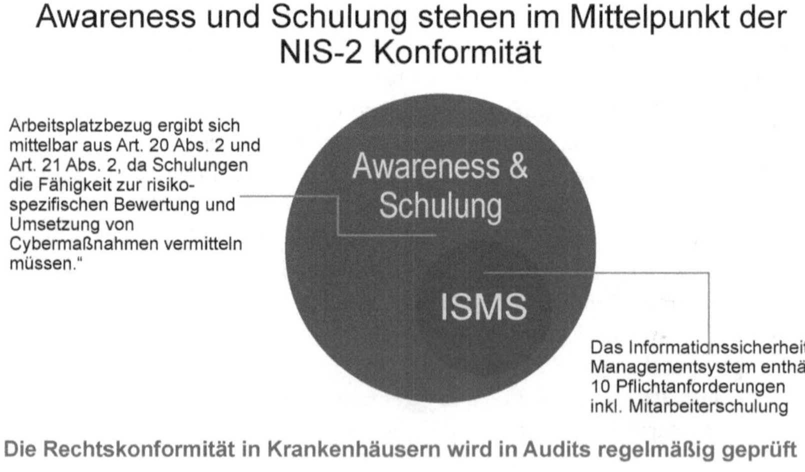

Abb. 1.1 Awareness und Schulung stehen im Mittelpunkt der NIS-2 Konformität. Mehr als drei Viertel der Vorfälle in der Informationssicherheit sind auf den „Faktor Mensch“ zurückzuführen. Awareness und Schulung stehen deshalb im NIS-2 Mittelpunkt

dokumentiert. Danach sind über 50 % der Mitarbeitenden nicht ausreichend ausgebildet oder unvollständig informiert, wenn es beispielsweise um Pflichten für die Informationssicherheit und den Cyberschutz geht. Zur Gewährleistung der Rechtskonformität der Patientenversorgung ergibt sich die Notwendigkeit einer konsolidierten Schulungs- und Coachingplanung. Dazu eignet sich ein übergeordnetes Curriculum, ein Schulungsplan mit Ausweis der Ausbildungsziele, je nach Reifegrad der Organisation auf 12–24 Monate ausgerichtet.

Da Zeitkapazitäten für klassische Präsenzschulungen fehlen, werden immer häufiger E-Learning-Konzepte eingesetzt. So können die strukturierten Lerninhalte über mobile Endgeräte wie Smartphones und Tabletcomputer angeboten werden. Diese werden unter wissenschaftsbasierten Konzepten mit Multiple Choice Befragungen, Wissenstests und Erklär- bzw. Schulungsvideos ausgestaltet.

1.2 Digitalisierung im Gesundheitswesen (Beispiel NIS-2)

Dieses Essential orientiert sich primär an den gesetzlichen Anforderungen des § 38 des NIS-Umsetzungsgesetzes (nach EU RL 2022/2555): Es stellt einen Paradigmenwechsel hinsichtlich der EU-Gesetzgebung mit Einfluss auf die Mitgliedsstaaten dar. So werden beispielsweise konkrete Verpflichtungen an die Schulungsmaßnahmen für Geschäftsleitungen und Mitarbeitenden der Organisationen gestellt.

§ 38 Umsetzungs-, Überwachungs- und Schulungspflicht für Geschäftsleiter besonders wichtiger Einrichtungen und wichtiger Einrichtungen

Besonderen Augenmerk sollte auf den Absatz (4) gelegt werden, da dort die Teilnahme an regelmäßigen Schulungen gefordert wird.

1.3 Definitionen

Wenn im Gesundheits- und Sozialwesen über Digitalisierung gesprochen wird, können sehr unterschiedliche Lösungen und Technologien gemeint sein. Leistungsabrechnungen und Patientendokumentationen sind die häufigsten Anwendungen. Das gilt auch für dieses Essential. Einige Beispiele:

TI mit der elektronischen Patientenakte (ePA) Die Telematikinfrastruktur vereinfacht Verwaltung von Gesundheitsdaten sowie Abrechnung medizinischer Leistungen. Wichtige digitale Dokumente wie Impfpass und Mutterpass werden durch die TI funktionell.

Digitale Gesundheitsanwendungen (DiGA) Speziell ausgewählte Apps für Patienten auf Rezept unterstützen diese mit zusätzlichen Aufklärungen und weiterführenden Informationen.

Medizintechnik Tragbare Sensoren erfassen Vitaldaten von Patienten und übermitteln sie direkt an Kliniken. Dies ermöglicht eine frühzeitige Erkennung kritischer Entwicklungen und verbessert die Behandlung. Außerdem ist die medizinische Bildverarbeitung (PACS = Picture Archive and Communication System) aus einer zeitgemäßen Diagnostik nicht mehr wegzudenken.

Personalisierte Medizin Durch die Analyse genetischer Daten können Ärzte individuelle Behandlungspläne erstellen. Künstliche Intelligenz hilft dabei, die Entwicklung von Krankheiten vorherzusagen und die effektivsten Therapien zu wählen.

Telemedizin Medizinische Befunderhebung kann aus der Ferne erbracht werden, zum Beispiel durch Videosprechstunden. Dies spart Zeit und erleichtert den Zugang zu medizinischer Versorgung, insbesondere in ländlichen Gebieten.

Medizin-Robotik Medizin-Roboter unterstützen Mediziner und ihre Teams sowohl bei komplexen Operationen wie auch bei Routineabläufen in der Pflege. Robotik kann zunehmend Engpässe in der ambulanten und stationären medizinischen Versorgung überwinden.

Rechtliche Rahmenbedingungen 2

Durch die NIS-2 Regulatorik verändern sich die rechtlichen Rahmenbedingungen im Gesundheitswesen erheblich. Das hat auch besondere Auswirkungen auf die Mitarbeitenden.

2.1 Informationssicherheit und Cyberschutz

Die Informationssicherheit im Gesundheitswesen ist immer stärker in Gefahr. Die offizielle Statistik (STATISTA) meldet, dass über 70 % der Gesundheitseinrichtungen mindestens einmal durch ein Datenleck betroffen war. Diese Entwicklung nimmt mit der zunehmenden Digitalisierung ständig zu.

Die Gesetzgeber reagieren darauf mit einer Regulatorik-Gesetzgebung national und international. Mit NIS-2 sollen die Sicherheitsmaßnahmen professionalisiert und verstärkt werden.

2.1.1 NIS-2 Richtlinie (EU RL 2022/2555)

NIS-2 steht in der Tradition gesetzlicher Anforderungen für sogenannte KRITIS-Einrichtungen. Dabei handelt es sich um Einrichtungen, die für die Versorgung von besonderer Bedeutung sind. Die ersten KRITIS-Rahmenbedingungen galten im Gesundheitswesen für ca. 110 Krankenhäuser mit mehr als 30.000 vollstationären Versorgungsfällen im Jahr.

R. Waedlich et al., *NIS-2 im Gesundheitswesen für Mitarbeitende*, essentials, https://doi.org/10.1007/978-3-662-74198-6_2

Die neue EU-Richtlinie 2022/2555 setzt den Schwellenwert deutlich niedriger und gilt ab Ende 2025 für etwa 1800 Krankenhäuser und etwa 1200 weitere Einrichtungen in der medizinischen und pflegerischen Versorgung. Durch NIS-2 steigt die Zahl der regulierten Beschäftigten im Gesundheits- und Pflegebereich von unter 1 Mio. auf gut über 3 Mio. – also um rund 2 Mio. zusätzliche Mitarbeitende.

NIS steht für „Network and Information Security". Die Richtlinie, die kurz NIS-2 genannt wird, definiert für betroffene Einrichtungen, Organisationen und Unternehmen strenge verpflichtende Regelungen für Cyberschutz und Informationssicherheit.

Sie richtet sich an Betreiber von wesentlichen und wichtigen Einrichtungen, mit mindestens 50 Mitarbeitenden oder einem Jahresumsatz von 10 Mio. € pro Jahr.

Je nach Größe der Organisation und der Einstufung können Strafzahlungen verhängt werden. Diese treffen ausdrücklich Geschäftsführer oder Vorstände persönlich. Diese hatten auch die Verpflichtung ihre Organisation nach NIS-2 beim Bundesamt für Sicherheit in der Informationstechnik (BSI) zeitnah registrieren zu lassen.

Unterschieden wird in der NIS-2 Richtlinie nach zwei Größenklassifizierungen der Organisationen:

Große Unternehmen mit 250 Beschäftigten und mehr oder einem Umsatz von 50 Mio. € pro Jahr, werden als „wesentliche" Einrichtungen eingestuft. Geldstrafen können mit 10 Mio. oder 2 % des Jahresumsatzes festgelegt werden.

In der zweiten Klasse, den wichtigen Einrichtungen, gilt als Schwelle eine Anzahl von mindestens 50 Mitarbeitenden oder einem Umsatz von mindestens 10 Mio. € pro Jahr. Der Höchstbetrag der Strafen valutiert mit sieben Millionen Euro oder 1,4 % des weltweiten Jahresumsatzes der Unternehmung oder Gruppe.

2.1.2 NIS-2-Umsetzungsgesetz

Mit dem NIS-2-Umsetzungsgesetz (NIS2UmsuCG) setzt Deutschland die neue EU-Richtlinie 2022/2555 um und senkt die Schwellenwerte für die Einstufung als „wichtige" oder „wesentliche" Einrichtung deutlich ab. Dadurch fallen seit Ende 2025 rund 1800 Krankenhäuser sowie zusätzlich etwa 1200 weitere Einrichtungen der medizinischen und pflegerischen Versorgung unter die erweiterten Sicherheits-, Melde- und Governance-Pflichten. Die Reichweite der Regulierung steigt damit erheblich: Durch NIS-2 wächst die Zahl der regulierten Beschäftigten im Gesundheits- und Pflegebereich von unter 1 Mio. auf über 3 Mio. – ein Zuwachs von rund 2 Mio. Mitarbeitenden, die künftig in regulierten Strukturen arbeiten. NIS-2 wirkt damit als größter regulatorischer Hebel für Informationssicherheit, Governance und Risikomanagement im Gesundheitswesen seit Einführung der DSGVO.

2.1.3 § 390/391 SGB V Informationssicherheit

Die §§ 390 und 391 SGB V verpflichten alle Einrichtungen im Gesundheitswesen (GKV), IT-Systeme und digitale Anwendungen so zu schützen, dass die Versorgung jederzeit sicher funktioniert. Für Mitarbeitende bedeutet das: Systeme müssen stabil laufen, Daten dürfen nicht verloren gehen und niemand Unbefugtes darf Zugriff erhalten. Diese Vorgaben ergänzen die NIS-2-Richtlinie, die noch höhere Anforderungen an Sicherheit, Meldewege und Risikomanagement stellt. Alles, was im Alltag genutzt wird, z. B. TI-Dienste, ePA, eRezept, Labor- und Radiologiesysteme, fällt unter diese Schutzpflichten. Wenn etwas auffällig ist, muss es sofort gemeldet werden, weil Störungen nicht nur IT-Probleme sind, sondern die Patientenversorgung gefährden können. Die gesetzlichen Vorgaben machen also klar: Informationssicherheit ist kein „IT-Thema", sondern Teil der täglichen Arbeit aller Mitarbeitenden.

2.2 Datenschutz

Datenschutz schützt Patientinnen und Patienten – und ist eng mit NIS-2 verbunden. Während die DSGVO (Datenschutz-Grundverordnung) regelt, wie personenbezogene Daten verarbeitet werden dürfen, sorgt NIS-2 dafür, dass die Systeme dahinter sicher sind. Für Mitarbeitende heißt das: Patientendaten dürfen nur von berechtigten Personen eingesehen werden, müssen vertraulich behandelt und technisch geschützt sein.

Dazu gehören sichere Passwörter, gesperrte Bildschirme, korrekte Dokumentation und der Verzicht auf private Geräte oder unsichere Kommunikationswege. Wenn Daten versehentlich falsch versendet werden oder ein System ungewöhnlich reagiert, ist das sowohl ein Datenschutz- als auch ein NIS-2-relevanter Vorfall. Es muss danach sofort an die Aufsichtsbehörden gemeldet werden. Datenschutz ist damit nicht nur eine rechtliche Pflicht, sondern ein zentraler Bestandteil der Patientensicherheit und der digitalen Resilienz der Einrichtung.

2.3 Digitalisierung und TI

Die fortschreitende Digitalisierung und die Nutzung der Telematikinfrastruktur (TI) erhöhen die Abhängigkeit von stabilen, sicheren IT-Systemen und damit die Relevanz der NIS-2-Anforderungen. Digitale Anwendungen wie ePA, eRezept, KIM, TI-Konnektoren, medizinische Fachanwendungen und cloudbasierte Dienste müssen nach anerkannten Sicherheitsstandards eingesetzt werden. Jede Störung oder Kompromittierung kann unmittelbare Auswirkungen auf die Patientenversorgung haben Diese Vorfälle unterliegen daher strengen Melde- und Schutzpflichten. Einrichtungen müssen sicherstellen, dass TI-Komponenten regelmäßig aktualisiert, sicher konfiguriert und überwacht werden. Zudem sind klare Verantwortlichkeiten zwischen IT, Medizintechnik und externen TI-Dienstleistern erforderlich. NIS-2 stärkt damit die Resilienz digitaler Gesundheitsanwendungen und die Sicherheit der vernetzten Versorgung.

2.4 Kooperationen und integrierte Versorgung

Kooperationen mit anderen Einrichtungen, MVZ, Rettungsdiensten, Laboren oder Reha-Partnern sind essenziell für eine moderne, integrierte Versorgung. Gleichzeitig entstehen durch die Digitalisierung neue Abhängigkeiten und Sicherheitsrisiken. NIS-2 verlangt, dass Informationssicherheit auch über Organisationsgrenzen hinweg gewährleistet wird. Dazu gehören sichere Kommunikationswege, abgestimmte Notfallprozesse, klare Verantwortlichkeiten und definierte Meldeketten zwischen den Partnern. Gemeinsame IT-Schnittstellen, Datenübermittlungen und vernetzte Systeme müssen technisch und organisatorisch abgesichert sein.

Kooperationen benötigen vertragliche Regelungen zu Sicherheitsstandards, Incident-Response und Verfügbarkeit. Durch abgestimmte Prozesse und transparente Zusammenarbeit wird die Versorgungskontinuität gestärkt und das Risiko von Störungen in der gesamten Versorgungskette beherrschbar.

3 NIS-2 Auswirkungen auf Mitarbeitende in der medizinischen und pflegerischen Versorgung

Der Arbeitsalltag der vielen betroffenen Mitarbeitenden in der medizinischen und pflegerischen Versorgung wird mit der NIS-2 Regulatorik deutlich verändert. Durch die EU-Richtlinie und das deutsche Umsetzungsgesetz wird dokumentiert, welchen Einfluss die Informationssicherheit auf die innovative Patientenversorgung im stationären und ambulanten Bereich hat. Die folgenden Erläuterungen gehen dabei auf die relevanten Arbeitsbereiche ein.

3.1 Persönliche Verantwortung im Arbeitsalltag

Informationssicherheit ist weit mehr als eine technische Herausforderung. Das wird durch die NIS-2 Gesetzgebung rechtlich klar dokumentiert. Mitarbeitende tragen danach Verantwortung dafür, digitale Systeme sicher zu nutzen, Patientendaten zu schützen und Auffälligkeiten sofort und nach NIS-2 Vorschrift zu melden. Zu den Pflichten gehören u. a. die Nutzung sicherer Passwörter, geschützte Zugänge, das Sperren von Bildschirmen und ein kontrollierter Umgang mit E-Mails und mobilen Geräten. Alle Teammitglieder müssen Risiken erkennen können, verdächtige Situationen einschätzen und aktiv zur Sicherheit der Patientenversorgung beitragen. Persönliche Verantwortung bedeutet damit, Sicherheit als Teil der täglichen Patientenversorgung und Vertragsverpflichtung zu akzeptieren.

R. Waedlich et al., *NIS-2 im Gesundheitswesen für Mitarbeitende*, essentials, https://doi.org/10.1007/978-3-662-74198-6_3

3.2 Aus- und Weiterbildung

NIS-2 verpflichtet Gesundheitseinrichtungen, alle Mitarbeitenden regelmäßig zu schulen und auf dem aktuellen Stand der Informationssicherheit zu halten. Schulungen werden damit zu einem festen Bestandteil der beruflichen Qualifikation – ähnlich wie im Bereich Hygiene, Arbeitsschutz oder Notfallfortbildungen. Inhalte umfassen den sicheren Umgang mit KIS, PACS und Medizintechnik sowie das Erkennen von Risiken. Besonders neue Mitarbeitende müssen frühzeitig eingewiesen werden, um Risiken zu vermeiden und sicher arbeiten zu können (siehe Onboarding). Strukturierte und regelmäßige Weiterbildung stärkt nicht nur die individuelle Kompetenz, sondern erhöht die gesamte Resilienz der Einrichtung. Informationssicherheit wird damit zu einem dauerhaften Lern- und Entwicklungsprozess.

3.3 Verfahren (Arbeitsabläufe) und Dokumentation

Klare, nachvollziehbare und gelebte Verfahren sind ein zentrales Element der NIS-2-Umsetzung. Arbeitsabläufe müssen so gestaltet sein, dass sicherheitsrelevante Schritte eindeutig beschrieben, regelmäßig überprüft und im Alltag zuverlässig eingehalten werden (siehe Verfahrensanweisungen). Dazu gehören definierte Meldewege, standardisierte Freigabeprozesse, klare Verantwortlichkeiten und dokumentierte Entscheidungsgrundlagen. Jeder sicherheitsrelevante Prozess muss vollständig, korrekt und zeitnah dokumentiert werden. Die Dokumentation dient der Nachvollziehbarkeit und ist ein gesetzlich gefordertes Audit-Element. Sie ermöglicht es, Risiken zu erkennen, Maßnahmen zu bewerten und im Ernstfall schnell und strukturiert zu reagieren. Verfahren und Dokumentation bilden damit die Grundlage eines funktionierenden ISMS (Informationssicherheitsmanagementsystem).

3.4 Neue Anforderungen im Umgang mit Medizintechnik & -produkten

NIS-2 verschärft die Anforderungen an den sicheren Betrieb von Medizintechnik und Medizinprodukten gesetzlich verbindlich. Geräte müssen nicht nur technisch sicher betrieben, sondern auch in digitale Sicherheitsprozesse eingebunden werden. Dazu gehören regelmäßige Aktualisierungen, die Bewertung von

Herstellerinformationen, die Überwachung von Schwachstellen sowie die klare Zuordnung von Verantwortlichkeiten zwischen IT, Medizintechnik und klinischen Bereichen. Vernetzte Geräte gelten als kritische Strukturen und müssen in das Risikomanagement, die Bestandsdokumentation und das „Incident-Management" einbezogen werden. Auch der Umgang mit USB-Schnittstellen, Fernwartung, Netzwerksegmentierung und Log-Daten unterliegt strengeren Vorgaben. Standard-IT-Schnittstellen (HL7, DICOM) sind mögliche „Einfalltore" für „Cyberattacken". Mitarbeitende müssen wissen, wie sie Auffälligkeiten erkennen und korrekt melden können. Damit wird Medizintechnik zu einem integralen Bestandteil der Informationssicherheit.

3.5 Meldung von Sicherheitsvorfällen

Die frühzeitige Meldung von Sicherheitsvorfällen ist ein zentraler Bestandteil der NIS-2-Pflichten und Voraussetzung für eine schnelle Reaktion. Mitarbeitende müssen wissen, welche Ereignisse als sicherheitsrelevant gelten. Wenn ein ungewöhnliches Systemverhalten, verdächtige E-Mails, verlorene Geräte, Fehlermeldungen am Bildschirm und Zugriffsprobleme existieren, müssen diese gemeldet werden.

Jede kritische Auffälligkeit ist unverzüglich über die definierten Meldewege weiterzugeben, auch wenn sie zunächst harmlos erscheint. Die Meldung erfolgt nach einem standardisierten Verfahren, das klare Ansprechpartner, Erreichbarkeiten und Eskalationsstufen definiert. Dokumentation und Nachvollziehbarkeit sind nach NIS-2 verpflichtend, da sie Grundlage für interne Bewertungen und gesetzliche Berichtspflichten bilden. Oberstes Ziel ist es, Schäden zu begrenzen, Ausfälle zu verhindern und die Versorgungssicherheit zu gewährleisten.

3.6 Notfallmanagement und Vorbereitung auf Ausfälle

NIS-2 verlangt ein strukturiertes Notfallmanagement, das technische, organisatorische und rechtliche Maßnahmen (TORM) für den Umgang mit Ausfällen definiert. Aktuelle Notfallpläne, klare Rollen und Verantwortlichkeiten sowie regelmäßige Übungen, um die Handlungsfähigkeit im Ernstfall sicherzustellen, sind zu erstellen. Kritische Prozesse müssen identifiziert und mit geeigneten Ersatzverfahren hinterlegt werden, etwa papierbasierte Dokumentation, alternative Kommunikationswege oder manuelle Arbeitsabläufe. Mitarbeitende müssen wissen, wie sie sich im Notfall verhalten, welche Systeme priorisiert werden und wie die Kommunikation mit IT, Medizintechnik und Führungskräften erfolgt. Ein funktionierendes Notfallmanagement minimiert Ausfallzeiten. Es schützt Patientensicherheit und erfüllt die gesetzlichen Anforderungen an Resilienz und Betriebsfähigkeit im NIS-2 Kontext.

3.7 Zusammenarbeit mit IT und Medizintechnik

Eine enge, strukturierte Zusammenarbeit zwischen IT, Medizintechnik und den klinischen Bereichen ist entscheidend, um die Anforderungen der NIS-2-Richtlinie rechtskonform umzusetzen. Beide Fachbereiche tragen gemeinsam Verantwortung für den sicheren Betrieb vernetzter Systeme, die Bewertung von Risiken und die Umsetzung technischer Schutzmaßnahmen. Abgestimmte Prozesse für Updates, Patch-Management, Gerätefreigaben, Netzwerksegmentierung und die Behandlung von Störungen gehören dazu.

Regelmäßige Abstimmungen, gemeinsame Dokumentation und klare Kommunikationswege stellen sicher, dass sicherheitsrelevante Informationen schnell geteilt und Maßnahmen koordiniert werden. Klinische Mitarbeitende müssen wissen, an wen sie sich bei Auffälligkeiten wenden und wie die Zusammenarbeit im Alltag funktioniert. Durch die enge Verzahnung von IT und Medizintechnik wird die Versorgung stabiler, transparenter und resilienter gegenüber Cyberrisiken.

4 NIS-2 Maßnahmenplanung zur Informationssicherheit und zum Cyberschutz

Die Planung aller Maßnahmen und Prozesse zur Informationssicherheit und Cyberschutz nach NIS-2 definiert wie die Einrichtung die IT-Infrastruktur und die Abläufe rechtskonform schützt. Konkrete technische, organisatorische und rechtliche Prozessschritte (TORM) werden in den einzelnen Abteilungen definiert. Die Festlegungen der Verantwortlichkeiten, Prioritäten, Zeitvorgaben, Wirksamkeitsprüfungen und Dokumentationen sind Bestandteil dieser Planungen. Sie gewährleisten vollständige Transparenz für die sichere und kontinuierliche stationäre und ambulante Patientenversorgung.

4.1 Geschäftsleitung

Die Geschäftsleitung trägt die Gesamtverantwortung für Informationssicherheit und Cyberschutz nach NIS-2. Sie muss sicherstellen, dass ein wirksames ISMS etabliert, finanziert und organisatorisch verankert ist. Strategische Ziele müssen festgelegt werden, auch ausreichende Ressourcen sowie die Benennung klarer Verantwortlichkeiten, einschließlich Informationssicherheitsbeauftragter und Krisenorganisation sind Bestandteil. Die Geschäftsleitung muss Risiken regelmäßig bewerten, Berichte entgegennehmen und Entscheidungen dokumentieren. Sie ist verpflichtet, regelmäßige Schulungen zu absolvieren und aktiv an der Sicherheitskultur mitzuwirken. Zudem muss sie sicherstellen, dass Meldepflichten eingehalten, Dienstleister und Lieferanten kontrolliert und Notfallkonzepte aktuell gehalten werden. Die Geschäftsleitung setzt damit den Rahmen für Resilienz, Compliance und Versorgungssicherheit.

R. Waedlich et al., *NIS-2 im Gesundheitswesen für Mitarbeitende*, essentials, https://doi.org/10.1007/978-3-662-74198-6_4

4.2 Kaufmännische Abteilung

Die kaufmännische Verwaltung stellt sicher, dass finanzielle Mittel für IT-Sicherheit, Medizintechnik, Schulungen und Notfallvorsorge bereitstehen. Im Einkauf verantwortet sie die Integration von Sicherheitsanforderungen in Verträge, SLAs und Vergabeverfahren, einschließlich Audit-Rechten, Meldepflichten und Mindeststandards. Zudem koordiniert sie die Zusammenarbeit mit externen Dienstleistern und überwacht deren Compliance. Die kaufmännische Leitung sorgt dafür, dass Nachweise, Dokumentationen und Risikobewertungen vollständig und revisionssicher geführt werden. Durch ihre Entscheidungen beeinflusst sie maßgeblich die organisatorische und wirtschaftliche Resilienz der Einrichtung.

4.3 Personalabteilung

Die Personalabteilung spielt eine zentrale Rolle bei der organisatorischen Umsetzung von NIS-2, da sie für Qualifikation, Compliance und Personalprozesse verantwortlich ist. Sie gewährleistet, dass alle Mitarbeitenden verpflichtende Schulungen zu Informationssicherheit, Datenschutz und Meldewegen absolvieren und deren Nachweise revisionssicher für Audits dokumentiert werden.

Neue Mitarbeitende müssen bereits im Onboarding über Sicherheitsrichtlinien, Zugangsprozesse und Meldepflichten informiert werden. Die Personalabteilung koordiniert dazu Rollen- und Berechtigungskonzepte, unterstützt bei der Definition sicherheitsrelevanter Stellenprofile und wirkt bei der Zuverlässigkeitsprüfung externer Arbeitskräfte mit. Zudem stellt sie sicher, dass arbeitsrechtliche Vorgaben in Sicherheitsrichtlinien berücksichtigt werden. Damit trägt die Personalabteilung wesentlich zur Sicherheitskultur und Compliance der gesamten Einrichtung bei.

4.4 IT-Abteilung

Die IT-Abteilung ist für die technische Umsetzung der NIS-2-Anforderungen verantwortlich. Sie stellt sicher, dass Systeme, Netzwerke und Anwendungen nach anerkannten Sicherheitsstandards betrieben werden.

Hier die wichtigsten dieser Anwendungen:

- Patch- und Update-Management,
- Netzwerksegmentierung,
- Monitoring,
- Backup-Strategien,
- Schwachstellenmanagement und die
- Umsetzung technischer Mindestmaßnahmen.

Die IT koordiniert die Zusammenarbeit mit externen Dienstleistern, steuert Zugangs- und Berechtigungsprozesse. Sie unterstützt die Medizintechnik bei vernetzten Geräten, z. B. mit DICOM und/oder HL7-Schnittstellen. Das IT-Team ist maßgeblich an der Incident-Response-Organisation beteiligt und bewertet Risiken und erstellt technische Dokumentationen für Audits und Meldepflichten. Zudem sorgt sie für die sichere Einführung neuer Systeme und begleitet Projekte im Kontext von „Security-by-Design". Dies bezeichnet das systematische Prinzip, Informationssicherheit bereits in der Konzeptions-, Architektur- und Entwicklungsphase eines Systems, Prozesses oder Produkts verbindlich zu berücksichtigen.

Die IT-Abteilung bildet damit das technische Rückgrat der NIS-2-Compliance und arbeitet intensiv mit den für organisatorische und rechtliche Prozesse verantwortlichen Abteilungen zusammen.

4.5 Einkaufsabteilung

Die Einkaufsabteilung ist maßgeblich über die Auswahl und Bewertung von Dienstleistern, Produkten und Medizintechnik verantwortlich. Sie muss gewährleisten, dass Sicherheitsanforderungen, Audit-Rechte, Meldepflichten und Mindeststandards verbindlich in Verträge, SLAs und Vergabeverfahren integriert werden.

Bei Beschaffungen sind Sicherheitszertifikate, Herstellerinformationen, Patch-Zyklen und Support-Modelle zu prüfen und zu dokumentieren. Die Einkaufsabteilung arbeitet eng mit IT, Medizintechnik, Datenschutz und Rechtsabteilung zusammen, um Risiken frühzeitig zu erkennen und Compliance sicherzustellen. Zudem verantwortet sie die regelmäßige Überprüfung bestehender Lieferantenbeziehungen und die Bewertung von Lieferkettenrisiken. Damit wird auch der Einkauf zu einem zentralen Steuerungsinstrument für Sicherheit und Resilienz.

4.6 Medizinische und pflegerische Versorgung

Die medizinischen und pflegerischen Bereiche sind unmittelbar von NIS-2 betroffen, da sie täglich mit vernetzten Systemen, Patientendaten und Medizintechnik arbeiten. Sie müssen sicherstellen, dass Sicherheitsrichtlinien eingehalten, Auffälligkeiten sofort gemeldet und Geräte gemäß Vorgaben genutzt werden. Die sichere Dokumentation, korrekter Umgang mit digitalen Systemen, bewusster Einsatz mobiler Geräte und die Einhaltung von Meldewegen bei Störungen oder Verdachtsmomenten sind wichtige Bestandteile.

Die Bereiche unterstützen IT und Medizintechnik durch präzise Rückmeldungen aus dem klinischen Alltag und wirken aktiv an Notfallübungen sowie Schulungen mit. Zudem tragen sie zur Priorisierung kritischer Prozesse bei und sichern die Versorgungskontinuität im Störfall. Damit sind medizinische und pflegerische Teams ein zentraler Bestandteil der integralen Sicherheitskultur.

4.7 QM-Abteilung

Die QM-Abteilung stellt sicher, dass Prozesse, Richtlinien und Arbeitsanweisungen aktuell, nachvollziehbar und auditfähig dokumentiert sind. Zudem koordiniert sie interne Audits, Risikoanalysen und Wirksamkeitsprüfungen der Sicherheitsmaßnahmen. QM unterstützt die Fachbereiche bei der Standardisierung sicherheitsrelevanter Abläufe und sorgt dafür, dass Abweichungen, Vorfälle und Verbesserungspotenziale (siehe PDCA) systematisch erfasst und bewertet werden. In Zusammenarbeit mit IT, Medizintechnik und Datenschutz stellt das QM sicher, dass gesetzliche Vorgaben eingehalten und kontinuierlich verbessert werden. Damit fungiert die QM-Abteilung als verbindendes Element zwischen operativen Prozessen und regulatorischen Anforderungen.

4.8 Medizintechnik-Abteilung

Die Abteilung für Medizintechnik und-produkte stellt sicher, dass Geräte gemäß Herstellerangaben betrieben, regelmäßig gewartet und sicherheitsrelevante Updates zeitnah umgesetzt werden. Zudem bewertet sie Risiken im Zusammenhang mit vernetzter Medizintechnik, dokumentiert Schwachstellen und arbeitet eng mit der IT-Abteilung bei Segmentierung, Monitoring und Incident-Response zusammen.

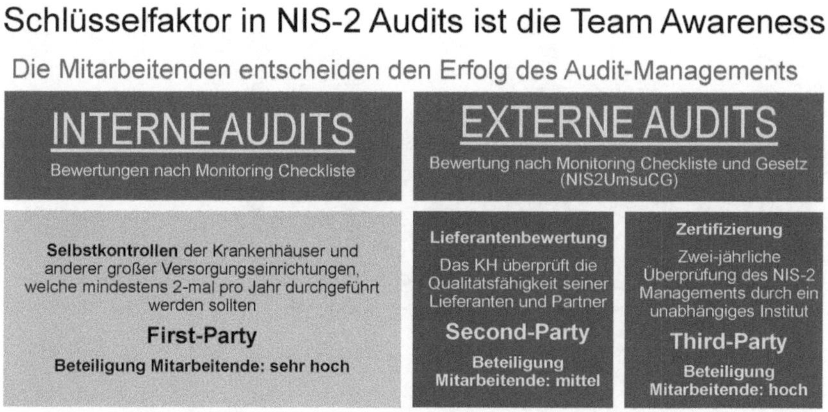

Abb. 4.1 Interne und externe Audits. NIS-2 eröffnet eine neue Audit-Kultur. Die Mitarbeitenden stehen dabei im Mittelpunkt von Befragungen und Tests

Die Medizintechnik koordiniert System-Freigaben, prüft externe Wartungszugriffe und stellt sicher, dass alle Eingriffe nachvollziehbar protokolliert werden. Sie unterstützt klinische Bereiche bei Störungen, schult im sicheren Umgang mit Geräten und wirkt aktiv an Notfallkonzepten mit. Damit ist die Medizintechnik zunehmend ein zentraler Baustein der technischen Resilienz nach NIS-2.

Die Medizintechnik und Medizinprodukte (z. B. IoT = Internet of Things) setzen zunehmend auch Künstliche Intelligenz (KI) ein. Hochrisiko KI nach der KI-Verordnung und NIS-2 stehen in diesem Kontext in einem engen Zusammenhang (Abb. 4.1).

5 NIS-2 und Informationssicherheit im Alltag

NIS-2 macht Informationssicherheit zu einer täglichen Aufgabe aller Mitarbeitenden. Sehr viele unterschiedliche Elemente wie sichere Passwörter, geschützte Zugänge und ein bewusster Umgang mit digitalen Systemen werden zu konkreten Verpflichtungen. Verdächtige E-Mails müssen erkannt und gemeldet, mobile Geräte sorgfältig gesichert und sensible Daten konsequent geschützt werden. Auch einfache Maßnahmen wie Bildschirmsperren, saubere Dokumentation und der Verzicht auf private USB-Sticks tragen entscheidend zur Sicherheit bei. Informationssicherheit ist damit kein IT-Thema, sondern vielmehr ein zentraler Bestandteil professioneller Patientenversorgung und persönlicher Verantwortung im Arbeitsalltag.

5.1 Passwörter und Zugangsmanagement

Ein sicheres Zugangsmanagement ist eine der wichtigsten Schutzmaßnahmen im klinischen Alltag. Passwörter müssen ausreichend komplex sein, regelmäßig erneuert und dürfen nicht weitergegeben oder mehrfach verwendet werden.

Der Zugriff auf Systeme erfolgt nach dem „Need-to-Know-Prinzip". Jede Person erhält nur genau die Rechte, die sie für ihre Aufgaben benötigt. Auch dadurch wird eine mögliche Fehlerquelle minimiert.

Wo es möglich ist, wird eine Mehrfaktor-Authentifizierung eingesetzt, um unbefugte Zugriffe zu verhindern. Bildschirme sind konsequent zu sperren, mobile Geräte zu sichern und Zugänge niemals offen zu lassen. Sofort gemeldet werden sollten verdächtige Anmeldeversuche oder ungewöhnliche Systemmeldungen. Ein konsequentes Zugangsmanagement mit Zugriffs- und Zutrittsstrukturen schützt

R. Waedlich et al., *NIS-2 im Gesundheitswesen für Mitarbeitende*, essentials, https://doi.org/10.1007/978-3-662-74198-6_5

Patientendaten, verhindert Missbrauch und erfüllt zentrale Anforderungen der NIS-2-Richtlinie.

5.2 Kommunikation und E-Mails

E-Mails und digitale Kommunikation gehören zu den häufigsten Einfallstoren für Cyberangriffe. Mitarbeitende müssen daher besonders aufmerksam sein, wenn sie Links, Anhänge oder unerwartete Nachrichten erhalten. Verdächtige E-Mails dürfen nicht geöffnet, sondern über die vorgesehenen Meldewege weitergeleitet werden. Dienstliche Informationen, insbesondere Patientendaten, dürfen nur über zugelassene und gesicherte Kommunikationskanäle versendet werden. Externe Kontakte sind sorgfältig zu prüfen, und vertrauliche Inhalte müssen verschlüsselt übertragen werden. Auch die interne Kommunikation erfordert Sorgfalt, um Fehlversendungen zu vermeiden. Ein bewusster Umgang mit E-Mails trägt entscheidend dazu bei, Phishing, Schadsoftware und Datenabflüsse zu verhindern.

5.3 Patientendaten und Datenschutz

Der Schutz von Patientendaten ist ein zentraler Bestandteil der Informationssicherheit und unterliegt strengen gesetzlichen Vorgaben. Mitarbeitende müssen sicherstellen, dass personenbezogene und medizinische Informationen nur von berechtigten Personen eingesehen und verarbeitet werden. Daten dürfen ausschließlich für dienstliche Zwecke genutzt und niemals über private Geräte oder ungesicherte Kanäle weitergegeben werden. Bildschirme sind so auszurichten, dass keine Einsicht durch Unbefugte möglich ist, und Ausdrucke müssen sofort abgeholt und sicher verwahrt werden. Bei Unsicherheiten oder Verdachtsmomenten – etwa ungewöhnlichen Zugriffen oder fehlerhaften Daten – ist sofort eine Meldung erforderlich. Datenschutz bedeutet, die Vertraulichkeit, Integrität und Verfügbarkeit von Patientendaten jederzeit zu gewährleisten und damit die Grundlage für Vertrauen und Versorgungssicherheit zu schützen.

5.4 IT-Arbeitsplätze und Medizintechnik/-produkte

IT-Arbeitsplätze und vernetzte Medizintechnik sind kritische Komponenten der Patientenversorgung und müssen entsprechend sorgfältig genutzt werden. Dazu gehören das Sperren von Arbeitsplätzen, der sichere Umgang mit mobilen Geräten sowie die Nutzung ausschließlich zugelassener Software und Speichermedien. Medizintechnik darf nur gemäß den Vorgaben der Hersteller und der internen Richtlinien betrieben werden. Es sind eigenständige Änderungen, Installationen oder Manipulationen untersagt. Auffälligkeiten wie Fehlermeldungen, ungewöhnliche Geräusche, Verbindungsprobleme oder unerwartete Neustarts müssen sofort an IT oder Medizintechnik gemeldet werden. Geräte dürfen nicht unbeaufsichtigt offen zugänglich bleiben, insbesondere in patientennahen Bereichen. Ein verantwortungsvoller Umgang mit IT-Arbeitsplätzen und Medizinprodukten schützt vor Ausfällen, Cyberangriffen und Beeinträchtigungen der medizinischen Versorgung.

5.5 Social Engineering und Phishing

Social Engineering und Phishing gehören im NIS 2 Kontext zu den kritischsten Angriffsvarianten, weil sie direkt auf menschliches Fehlverhalten abzielen. Angreifer nutzen täuschend echte E Mails, gefälschte Identitäten und manipulative Kommunikation, um Zugangsdaten oder interne Informationen zu erlangen. NIS 2 verlangt deshalb nachweisbare Maßnahmen zur Sensibilisierung, klaren Meldewegen und technischen Schutzmechanismen gegen Identitätsmissbrauch. Besonders wichtig sind regelmäßige Schulungen und strikte Multifaktor Authentifizierung.

5.6 Umgang mit mobilen Systemen

Mobile Geräte wie Laptops, Tablets und Smartphones ermöglichen flexible Arbeit, stellen aber gleichzeitig ein erhöhtes Sicherheitsrisiko dar. Sie müssen stets mit PIN, Passwort oder biometrischen Verfahren gesichert und niemals unbeaufsichtigt liegen gelassen werden. Dienstliche Daten dürfen nur auf zugelassenen Geräten verarbeitet und nicht auf private Systeme übertragen werden. Öffentliche WLAN-Netze sind zu vermeiden oder nur mit gesicherter VPN-Verbindung zu nutzen. Geräte müssen regelmäßig aktualisiert und vor Verlust oder Diebstahl geschützt werden. Bei Verlust, Beschädigung oder ungewöhnlichem Verhalten ist sofort eine Meldung erforderlich. Auch hier trägt ein verantwortungsvoller Umgang mit mobilen Systemen zur Vermeidung von unbefugten Datenabflüssen bei und schützt die Versorgungssicherheit.

„Incident Response" und Meldepflichten

6

Ein wirksames „Incident-Response-Verfahren" ist ein zentraler Bestandteil der NIS-2-Anforderungen und schützt das Krankenhaus vor Ausfällen, Datenverlust und Gefährdungen der Patientenversorgung. IR bedeutet Erkennung, Analyse, Behandlung, Eindämmung, Behebung und Nachverfolgung von Sicherheitsvorfällen.

Ziel von IR ist es, sicherheitsrelevante Ereignisse frühzeitig zu erkennen, korrekt zu bewerten und schnell zu reagieren. Dazu gehören klare Meldewege, definierte Verantwortlichkeiten und ein strukturiertes Vorgehen bei IT-Störungen, Gerätefehlern oder verdächtigen Aktivitäten. Mitarbeitende müssen wissen, welche Vorfälle meldepflichtig sind und wie sie diese unmittelbar weitergeben. Nur durch konsequentes Melden und abgestimmtes Handeln kann das Krankenhaus Vorfälle eindämmen, Schäden begrenzen und die Versorgungssicherheit aufrechterhalten.

6.1 Definition Sicherheitsvorfall

Ein Sicherheitsvorfall liegt immer dann vor, wenn etwas passiert oder droht zu passieren, was die Stabilität von IT-Systemen beeinträchtigt. Die Medizintechnik oder die Vertraulichkeit von Patientendaten sind durch diese Instabilität gefährdet. NIS-2 betont, dass bereits ungewöhnliche oder verdächtige Beobachtungen als Vorfall gelten, selbst wenn noch kein Schaden eingetreten ist. Technische Störungen, unerwartetes Systemverhalten, verdächtige Nachrichten, fehlerhafte Geräte oder Situationen, in denen Daten versehentlich offengelegt werden könnten, sind hier zu nennen.

R. Waedlich et al., *NIS-2 im Gesundheitswesen für Mitarbeitende*, essentials, https://doi.org/10.1007/978-3-662-74198-6_6

Ein Vorfall ist damit nicht nur ein technisches Problem, sondern potenziell eine Gefahr für die Patientenversorgung. Für Mitarbeitende bedeutet das, aufmerksam zu sein und jede Auffälligkeit sofort zu melden, auch wenn sie zunächst unbedeutend erscheint. Der frühzeitige Hinweis ermöglicht es, Risiken schnell einzugrenzen und die Versorgungssicherheit zu schützen.

6.2 Interne Meldewege

Ein Sicherheitsvorfall liegt vor, wenn die Vertraulichkeit, Integrität oder Verfügbarkeit von Informationen oder IT-Systemen beeinträchtigt ist oder dies droht. Dazu zählen technische Störungen, Cyberangriffe, verdächtige Aktivitäten, Fehlfunktionen von Medizintechnik, Datenverluste oder unbefugte Zugriffe. Auch ungewöhnliche Systemmeldungen, gesperrte Dateien, unerwartete Neustarts oder verdächtige E-Mails können Hinweise auf einen Vorfall sein.

NIS-2 verlangt, dass bereits potenzielle Sicherheitsvorfälle ernst genommen und bewertet werden. Ein Vorfall muss nicht zwingend zu einem Schaden geführt haben, um meldepflichtig zu sein. Entscheidend ist, dass er die Versorgungssicherheit oder den Schutz von Patientendaten gefährden könnte. Jede Person ist verpflichtet, Auffälligkeiten sofort zu melden.

6.3 Externe Meldepflichten BSI und Aufsichtsbehörden

Für die Meldung von Sicherheitsvorfällen gelten klare interne Abläufe, die allen Mitarbeitenden bekannt sein müssen. Jede Auffälligkeit wird unverzüglich an die zuständigen Stellen gemeldet, in der Regel ist das der IT-Support, der Informationssicherheitsbeauftragte oder die Medizintechnik, abhängig vom betroffenen System. Die Meldewege sind standardisiert und beinhalten feste Kontaktpunkte, Erreichbarkeiten und Eskalationsstufen. Meldungen müssen vollständig und nachvollziehbar dokumentiert werden, damit eine schnelle Bewertung und Reaktion möglich sind.

Auch außerhalb der regulären Arbeitszeiten müssen definierte Ansprechpartner erreichbar sein. Ziel der internen Meldewege ist es, Vorfälle frühzeitig zu erkennen, Schäden zu begrenzen und gesetzliche Berichtspflichten zuverlässig zu erfüllen.

6.4 Rolle der Mitarbeitenden

Mitarbeitende spielen eine zentrale Rolle bei der Erkennung, Meldung und Eindämmung von Sicherheitsvorfällen. Sie sind oft die ersten, die Auffälligkeiten bemerken, sei es durch ungewöhnliche Systemmeldungen, verdächtige E-Mails, Fehlfunktionen von Geräten oder unerwartete Zugriffe. Jede Person ist verpflichtet, solche Hinweise ernst zu nehmen und unverzüglich über die definierten Meldewege weiterzugeben.

Wichtig ist dabei, dass Mitarbeitende die internen Richtlinien kennen, sicherheitsbewusst handeln und aktiv dazu beitragen, Risiken zu reduzieren. Dazu gehört auch, keine eigenen technischen Lösungen zu improvisieren, sondern bei Unsicherheiten Rücksprache mit IT oder Medizintechnik zu halten. Die Mitarbeitenden sind damit ein entscheidender Bestandteil der Sicherheitskette und tragen wesentlich zur Resilienz der Einrichtung bei.

6.5 Dokumentation und Nachweismanagement

Eine vollständige und nachvollziehbare Dokumentation ist für die Erfüllung der NIS-2-Pflichten unverzichtbar. Alle Sicherheitsvorfälle, potenzielle genauso wie geringfügige, müssen strukturiert erfasst werden, einschließlich Zeitpunkt, beteiligter Systeme, beobachteter Symptome und eingeleiteter Maßnahmen.

Die Dokumentation bildet die Grundlage für interne Bewertungen, gesetzliche Berichtspflichten und spätere Audits. Sie ermöglicht es, Muster zu erkennen, Risiken besser einzuschätzen und Prozesse kontinuierlich zu verbessern. Auch die Nachweise über Schulungen, technische Maßnahmen, Prüfungen und Freigaben müssen systematisch geführt werden. Ein konsequentes Nachweismanagement stellt sicher, dass die Einrichtung jederzeit belegen kann, dass sie ihre gesetzlichen Anforderungen erfüllt und angemessen auf Sicherheitsrisiken reagiert.

Notfallmanagement 7

Ein professionelles Notfallmanagement stellt sicher, dass die Patientenversorgung auch dann stabil bleibt, wenn IT-Systeme, Medizintechnik oder kritische Prozesse ausfallen. Es definiert klare Abläufe, Verantwortlichkeiten und Kommunikationswege für den Ernstfall und sorgt dafür, dass Mitarbeitende jederzeit handlungsfähig bleiben. Das kann z. B. mit Downtime-Konzepten, Papierprozessen, Notfallunterlagen und abgestimmte Wiederanlaufpläne erreichen. Ziel ist es, Ausfälle schnell zu überbrücken, Schäden zu begrenzen und die Versorgungssicherheit zu gewährleisten. Notfallmanagement ist damit ein zentraler Baustein der NIS-2-Resilienz und verbindet organisatorische, technische und klinische Maßnahmen zu einem funktionierenden Schutzsystem.

7.1 Kommunikationsausfall

Ein Kommunikationsausfall betrifft alle Kanäle, die für die Versorgung und Koordination notwendig sind. Telefonie gehört genauso dazu wie E-Mail, Messenger-Dienste, Funk oder interne Rufanlagen. In solchen Situationen müssen Mitarbeitende sofort auf die definierten Ersatzverfahren umstellen, z. B. Nutzung von Notfalltelefonen, analogen Kommunikationswegen, Laufzetteln oder festgelegten Meldepunkten.

Klinische Abläufe mit Patientendaten haben höchste Priorität. Kritische Informationen müssen sofort und aktiv weitergegeben werden, um Verzögerungen oder Fehlentscheidungen zu vermeiden. Jede Auffälligkeit ist unverzüglich an die zuständigen Stellen zu melden, damit die Ursache eingegrenzt und die Wiederherstel-

R. Waedlich et al., *NIS-2 im Gesundheitswesen für Mitarbeitende*, essentials, https://doi.org/10.1007/978-3-662-74198-6_7

lung eingeleitet werden kann. Ein präziser Umgang mit Kommunikationsausfällen stellt sicher, dass die Patientenversorgung trotz eingeschränkter Erreichbarkeit stabil bleibt.

7.2 Ausfall IT, PACS, Medizintechnik, Labor

Der Ausfall zentraler Systeme wie IT-Infrastruktur, PACS, Medizintechnik oder Labor stellt eine erhebliche Belastung für die Versorgung dar. Er erfordert sofortige Aktivierung der Notfallprozesse. Mitarbeitende müssen auf papierbasierte Dokumentation, manuelle Arbeitsabläufe und alternative Kommunikationswege umstellen.

Diagnostische und therapeutische Maßnahmen werden priorisiert, und kritische Bereiche wie Notaufnahme, Intensivstation und OP erhalten besondere Unterstützung. Medizintechnik- und IT-Teams arbeiten eng zusammen, um Fehlerquellen zu identifizieren und Systeme schrittweise wiederherzustellen. Jede Beobachtung, wie etwa Fehlermeldungen, ungewöhnliche Geräusche oder Verbindungsabbrüche, muss sofort gemeldet werden. Ein geübtes Notfallmanagement minimiert Ausfallzeiten und schützt die Patientensicherheit.

7.3 Notfall-Wechsel digital auf analog (Papier)

Der Wechsel von digitalen auf analoge Verfahren ist ein zentraler Bestandteil des Notfallmanagements. Er muss von allen Mitarbeitenden sicher beherrscht werden. Sobald IT-Systeme, PACS, Labor oder Kommunikationswege ausfallen, wird unmittelbar auf papierbasierte Dokumentation, manuelle Arbeitsabläufe und festgelegte Notfallformulare umgestellt. Hier ist ebenso die Patientenaufnahme, Vitalwerte, Medikation und Diagnostik-Anforderungen gemeint wie auch die OP-Dokumentation. Die Abläufe müssen klar strukturiert sein, damit keine Informationen verloren gehen und die spätere digitale Nachdokumentation möglich bleibt. Verantwortlichkeiten für die Verteilung, Sammlung und Sicherung der Papierunterlagen sind eindeutig geregelt (Verfahrensanweisungen). Der analoge Betrieb wird so lange aufrechterhalten, bis die Systeme stabil wiederhergestellt sind. Ein geübter Wechsel stellt sicher, dass die Versorgung trotz technischer Ausfälle ohne Qualitätsverlust weiterläuft.

7.4 Prioritäten: Patientenversorgung und -sicherheit

In jeder Notfallsituation, ob Kommunikationsausfall, IT-Störung oder Ausfall medizinischer Systeme, hat die Patientenversorgung oberste Priorität. Mitarbeitende müssen sich auf lebenswichtige Prozesse konzentrieren, kritische Bereiche wie Notaufnahme, Intensivstation und OP priorisieren und Ressourcen gezielt einsetzen. Entscheidungen werden nach dem Grundsatz getroffen, Risiken für Patientinnen und Patienten zu minimieren und die Versorgungskontinuität sicherzustellen.

Nicht-kritische Tätigkeiten können verschoben werden, um Kapazitäten freizusetzen. Klare Kommunikation, strukturierte Übergaben und enge Abstimmung zwischen den Bereichen sind essenziell, um Fehler zu vermeiden. Die Patientensicherheit bleibt damit der zentrale Maßstab für alle Maßnahmen im Notfallbetrieb.

Externe Dienstleister und Lieferketten-Management 8

Ein wirksames Lieferketten-Management ist ein elementarer Bestandteil der NIS-2-Vorgaben. Krankenhäuser und andere Einrichtungen sind in hohem Maße von externen Dienstleistern, Herstellern und technischen Partnern abhängig. Jede externe Leistung, ob IT-Service, Medizintechnik, Cloud-Anwendung oder Wartung, kann ein Sicherheitsrisiko darstellen, wenn sie nicht kontrolliert und vertraglich abgesichert ist. Diese Abhängigkeit wurde 2026 durch die UNIMED-Datenverluste (Gestohlene Abrechnungsdaten von Privatpatienten) deutlich.

NIS-2 verlangt daher klare Anforderungen an Sicherheit, Support, Updates, Zugriffskontrollen und Nachweisführung. Mitarbeitende müssen wissen, wie sie mit externen Technikern umgehen, welche Regeln für Fernzugriffe gelten und welche Risiken bei Lieferantenstörungen entstehen. Ein strukturiertes Lieferketten-Management schützt das Krankenhaus vor Ausfällen, Angriffen und Abhängigkeiten und stärkt die gesamte Versorgungssicherheit.

8.1 Dienstleister als Risiko nach NIS-2

NIS-2 stuft externe Dienstleister und Lieferanten als wesentliche Risikofaktoren ein, da sie direkten oder indirekten Einfluss auf die Sicherheit kritischer Systeme haben. Besonders betroffen sind IT-Dienstleister, Cloud-Anbieter, Medizintechnik-Hersteller, Wartungsfirmen und Software-Lieferanten. Schwachstellen oder Ausfälle bei diesen Partnern können unmittelbar die Versorgungssicherheit gefährden. Einrichtungen müssen daher die Sicherheitsmaßnahmen ihrer Dienstleister bewerten, Risiken dokumentieren und sicherstellen, dass diese die gesetzlichen

R. Waedlich et al., *NIS-2 im Gesundheitswesen für Mitarbeitende*, essentials, https://doi.org/10.1007/978-3-662-74198-6_8

Anforderungen erfüllen. Dazu gehören regelmäßige Prüfungen, Nachweise über Sicherheitsstandards, klare Verantwortlichkeiten und definierte Kommunikationswege im Störungsfall. Dienstleister werden damit zu einem integralen Bestandteil des eigenen Risikomanagements und müssen aktiv überwacht werden.

8.2 Vertrags-Anforderungen und SLAs

NIS-2 verlangt, dass Verträge mit Dienstleistern klare sicherheitsrelevante Anforderungen enthalten. Es sind Mindeststandards für Informationssicherheit einzuführen, Vorgaben zu Patch- und Update-Zyklen zu definieren, Regelungen zur Fernwartung festzulegen, Meldepflichten bei Sicherheitsvorfällen einzurichten sowie definierte Reaktions- und Wiederherstellungszeiten zu dokumentieren. Service Level Agreements (SLAs) müssen präzise festlegen, welche Leistungen in welcher Qualität und Geschwindigkeit erbracht werden. Ebenso wichtig sind Audit-Rechte, Nachweispflichten, Verantwortlichkeitsregelungen und Sanktionen bei Nichteinhaltung. Verträge müssen sicherstellen, dass Dienstleister aktiv zur Resilienz der Einrichtung beitragen und im Ernstfall zuverlässig reagieren. Damit werden SLAs zu einem zentralen Steuerungsinstrument für Sicherheit und Compliance.

8.3 Serviceabläufe mit externen Dienstleistern

Die Zusammenarbeit mit externen Dienstleistern erfordert klar definierte und dokumentierte Serviceabläufe, um Sicherheit und Verfügbarkeit kritischer Systeme zu gewährleisten. Es sind strukturierte Prozesse für Störungsmeldungen, Wartungsarbeiten, Fernzugriffe, Updates und geplante Änderungen zu erstellen und zu dokumentieren. Jeder externe Eingriff muss vorab abgestimmt, autorisiert und nachvollziehbar protokolliert werden. Dienstleister benötigen nur die Zugänge, die für ihre Tätigkeit zwingend erforderlich sind. Diese müssen zeitlich begrenzt sowie überwacht sein. Kommunikationswege und Eskalationsstufen müssen eindeutig festgelegt sein, damit im Störungsfall schnell reagiert werden kann. Regelmäßige Abstimmungen und Reviews stellen sicher, dass vereinbarte Leistungen eingehalten und Risiken frühzeitig erkannt werden. So werden externe Partner zuverlässig in das eigene Sicherheits- und Betriebsmodell eingebunden.

8.4 Zusammenarbeit in betroffenen Abteilungen

Eine wirksame Steuerung von Dienstleisterrisiken gelingt nur, wenn alle betroffenen Abteilungen eng zusammenarbeiten. IT, Medizintechnik, Einkauf, Recht, Datenschutz und die klinischen Bereiche müssen ihre Rollen und Verantwortlichkeiten klar kennen (siehe Aufgabenverteilung im NIS-2 Kontext). Während die Abteilungen Einkauf und Recht für Vertragsgestaltung und Compliance zuständig sind, bewerten IT und Medizintechnik technische Risiken und begleiten operative Maßnahmen. Klinische Bereiche melden Auffälligkeiten und geben Rückmeldungen zur Praxistauglichkeit. Datenschutz und Informationssicherheit prüfen, ob Vorgaben eingehalten und Risiken angemessen adressiert werden. Durch regelmäßige Abstimmungen, gemeinsame Dokumentation und transparente Kommunikation entsteht ein abgestimmtes Vorgehen, das sowohl Sicherheit als auch Versorgungskontinuität stärkt.

9 Die Zukunft mit GRC (Governance, Risiko, Compliance)

NIS-2 legt den Grundstein für Informationssicherheit, Risikomanagement und klare Verantwortlichkeiten. Doch im Gesundheitswesen reicht reine Cyber- und IT-Sicherheit längst nicht mehr aus. Governance, Risk & Compliance (GRC) ist die logische Weiterentwicklung: ein integriertes Managementsystem, das Informationssicherheit, Datenschutz, Qualitätsmanagement, klinische Risiken, Lieferketten, Compliance-Vorgaben und organisatorische Resilienz in einem einzigen Rahmenwerk bündelt.

Während NIS-2 primär Mindeststandards setzt, schafft GRC ein dauerhaftes, strategisches Steuerungsmodell für sichere, regelkonforme und effiziente Gesundheitsversorgung. Es verbindet Führung, Prozesse, Technologie und Kultur zu einem System, das Risiken früh erkennt, Entscheidungen transparent macht und die Versorgungssicherheit nachhaltig stärkt. Damit wird GRC zum übergeordneten Dach, unter dem NIS-2 als verbindlicher Sicherheitsstandard eingebettet ist (Abb. 9.1).

R. Waedlich et al., *NIS-2 im Gesundheitswesen für Mitarbeitende*, essentials, https://doi.org/10.1007/978-3-662-74198-6_9

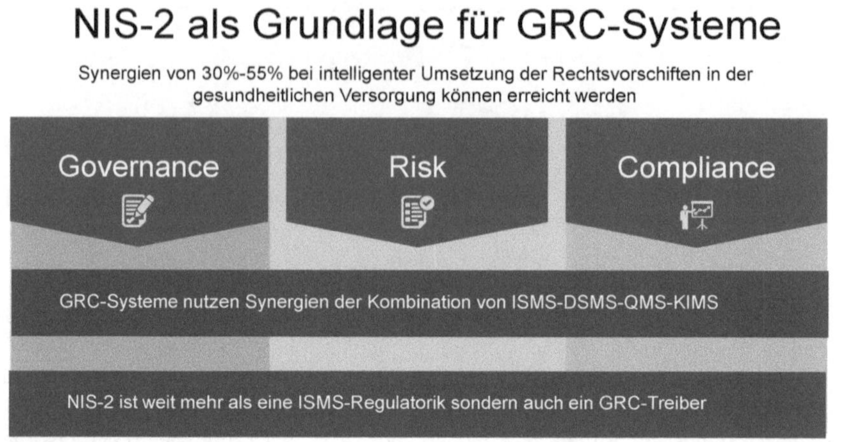

Abb. 9.1 NIS-2 als Grundlagen für GRC-Systeme. NIS-2 ist mehr als eine zusätzliche Regulatorik. Eine Grundlage für zukünftiges GRC-Management kann von NIS-2 Management abgeleitet werden

Zusammenfassung 10

NIS-2 stärkt die digitale und organisatorische Sicherheit in Gesundheitseinrichtungen und macht Informationssicherheit zu einer gemeinsamen Aufgabe aller Mitarbeitenden. Jede Rolle, ob in der Pflege, der medizinischen Versorgung, der Verwaltung, der Technik (Haus und oder Medizin) oder der Geschäftsleitung, trägt aktiv dazu bei, Patientendaten zu schützen. Es sollen Ausfälle verhindert und die Versorgungssicherheit gewährleistet werden. Dazu gehören sichere Passwörter, geschützte Zugänge, der bewusste Umgang mit E-Mails und Geräten sowie das konsequente Melden von Auffälligkeiten. Schulungen werden verpflichtend und vermitteln, wie man Risiken erkennt, Vorfälle richtig einordnet und im Notfall handlungsfähig bleibt. NIS-2 schafft damit einen verbindlichen Rahmen, der technische Maßnahmen, klare Prozesse und persönliches Verantwortungsbewusstsein verbindet. Ziel ist eine widerstandsfähige, sichere und stabile Gesundheitsversorgung – jeden Tag und in jeder Situation.

R. Waedlich et al., *NIS-2 im Gesundheitswesen für Mitarbeitende*, essentials, https://doi.org/10.1007/978-3-662-74198-6_10

Empfehlungen

11

Die folgende Liste stellt eine Ableitung von Handlungsempfehlungen aus aktuellen Entwicklungen der Cyberschutz- und Informationssicherheits-Risiken dar:

- Durchführung eines Meetings mit den Verantwortlichen (Erstkräfte, Praxismanager, Beauftragte) oder dem gesamten Team zur Synchronisierung der (neuen) Anforderungen zu NIS-2, zur Informationssicherheit (§ 390/391 SGB V) zum Datenschutz (DSGVO) und Qualitätsmanagement (GBA-Richtlinie nach § 137 SGB V QM RL § 4).
- Festlegung der Rollen und Verantwortungsbereiche (IS/DS/QM) bei gleichzeitiger Ermittlung möglicher Überschneidungen und potenzieller Synergien (siehe GRC).
- Erstellung einer konzertierten globalen Bestandsaufnahme zur Feststellung der Rechtskonformität und möglicher Festlegungslücken (z. B. nach der Monitoring Checkliste im Anhang).
- Entscheidung zur Einsetzung des erforderlichen ISMS mit einem Umsetzungsplan (z. B. für 24–36 Monaten).
- Etablierung eines System-unabhängigen Notfallmanagements, das cloudbasiert auch auf Smartphones und Tablets laufen kann, wenn das Netzwerk der Einrichtung oder des Krankenhauses nach einem IT-GAU nicht für den Abruf der Notfall-Anweisungen zur Verfügung steht.
- Abstimmung und Vereinbarung eines angemessenen Versicherungsschutzes gegen Cyberangriffe, Betriebsunterbrechungen und Haftpflicht-Risiken mit dem zuständigen Makler bzw. Versicherungsvertreter.

R. Waedlich et al., *NIS-2 im Gesundheitswesen für Mitarbeitende*, essentials, https://doi.org/10.1007/978-3-662-74198-6_11

- Etablierung eines cloudbasierten Schulungs- und Coaching-Systems für alle Mitarbeitenden bei Nutzung handelsüblicher Endgeräte (Smartphones, Tablet-Computer) mit E-Learning Komponenten wie Wissenstests, Erklärvideos und digitalen Schulungskomponenten (zusammen mit einem spezialisierten Expertensystem).
- Einführung eines digitalen Monitoringsystems zur laufenden Kontrolle des jeweils aktuellen Reifegrads der Schutz- und Sicherheitsmaßnahmen im Krankenhaus. Beispiel: Monitoring Checkliste.
- Einführung eines digitalen Prozess-Managementsystems für konzertiertes und rechtskonformes Umsetzen von Informationssicherheit, Datenschutz und Qualitätsmanagement (Vorstufe GRC).

Praxisteil 12

12.1 Fälle aus der IT-Sicherheitspraxis

Im Rahmen einer Industrie-Studie wurden IT-Sicherheitsvorfälle gesammelt und in klassischen Risikobewertungen katalogisiert.

Beispiele aus dem Tagesgeschäft:

In einer Klinik wurde der TI-Konnektor falsch installiert. Über offene Ports erhielten Cyberkriminelle Zugang zu der elektronischen Kartei einer Praxis.

In einer Augenklinik wurde ein digitales Diagnosesystem (OCT) unzureichend geschützt mit dem KIS verbunden. Die Daten waren über Wartungsverbindung mit dem OCT-Hersteller offen zugänglich.

In der ambulanten Versorgung wurde das elektronische Rezept getestet, ohne dass die Mitarbeitenden ausreichend geschult waren. Es wurden Therapiedaten zu einem falschen Patienten übertragen (Konfliktsituation durch Kontraindikation).

In einer Großpraxis wurde zu Beginn der Pandemie Video-Sprechstunden angeboten. Das Telekonsultationssystem war mit der PVS (Praxisverwaltungssystem) ungeschützt verbunden und Daten konnten von außen durch Unbefugte eingesehen werden.

Eine Schmerztherapieklinik bot den Patienten die Einweisung in eine Schmerztagebuch-App an. Dabei wurden ungeschützte Verbindungen zwischen dem KIS und dem Internet angewendet. Sensible Daten konnten von außen abgerufen werden.

Eine Vielzahl von Krankenhäusern und Kliniken nehmen an fachlichen Studien und Qualitätssicherungsprojekten (z. B. DMP – Disease Management Programm) teil. Die Übertragung der Patientendaten erfolgte unvorschriftsmäßig, weil Mitar-

R. Waedlich et al., *NIS-2 im Gesundheitswesen für Mitarbeitende*, essentials, https://doi.org/10.1007/978-3-662-74198-6_12

beitende keine Aufklärung und Schulung erhalten hatten. Über den Zugang wurden durch Cyberkriminelle sensible Patientendaten abgerufen.

Die radiologische Abteilung setzt medizinische Großgeräte ein und hat die Systeme über das Internet mit einem digitalen Archiv verbunden. Beim Austausch eines Kommunikationsadapters kommt es zu einer falschen Installation und der Zugang auf radiologische Untersuchungsergebnisse ist für Cyberkriminelle sofort zu entschlüsseln. Die Mitarbeitenden haben die einfachsten Sicherheitstests zusammen mit dem Servicetechniker unterlassen.

Eine Praxis setzt für das Terminmanagement einen Kalender im Internet ein. Die Anbindung ist direkt mit dem Praxisverwaltungssystem (PVS) verbunden. Über die nicht geschützte Verbindung haben Unbefugte Zugriff auf Patientendaten (Termindaten mit Diagnosen im Klartext).

Eine dermatologische Praxis nutzt über ein Antwortformular eine Kommunikation mit Patienten über das Web. Die Mitarbeitenden sind nicht über den Regelbetrieb aufgeklärt und so kommt es zu Cyber-Attacken mit direktem Zugriff auf das Patientenverwaltungssystem (PVS) und dem unberechtigten Zugriff von Kriminellen auf sensible Daten.

Eine ophthalmologische Praxis setzt eine digitale Untersuchungssuite ein und überträgt die Daten per USB-Stick in das Lasersystem und die elektronische Patientenkartei (PVS). Über unsachgemäße Verwendung des Übertragungsmediums wird ein zerstörerisches Schadprogramm über die Untersuchungssuite in das gesamte IT-Netzwerk importiert.

Eine gynäkologische Praxis hat einen Hardware-Crash (Festplatte). Die Datensicherung enthält nur die GKV-Abrechnungsdaten, da das Back-up-System nicht wie vorgeschrieben durch Rekonstruktion geprüft war, sind alle medizinischen Patientendaten verlorengegangen.

12.2 NIS-2 Monitoring Checkliste

Checkliste Umsetzung von NIS-2 (NIS-2UmsuCG) für Mitarbeitende in der medizinischen und pflegerischen Versorgung.

Bewertungsschema
1-Vollständig umgesetzt (100 %)
2-Weitgehend realisiert (80 %)
3-Aktivität in Bearbeitung mit gutem Fortschritt (50–60 %)
4-Aktivität gerade gestartet (30–40 %)
5-Geplant, aber noch nicht gestartet (20 %)

Bewertungsschema
6-Stimmt nicht (0 %) (auch nicht geplant)
Die Checkliste dient einer subjektiven Selbsteinschätzung. Sie wird laufend den europäischen und nationalen Gesetzgebungen und den Empfehlungen des BSI angepasst. Die Prioritäten können mit Bewertungen der einzelnen Fragestellungen ermittelt werden: (Priorität 1,2 = sehr hoch, 0,6 = sehr niedrig). Die angegebenen Werte sind Empfehlungen der Autoren (z. B. basierend auf BSI-Veröffentlichungen). Diese „Monitoring-Checkliste" ist Bestandteil des 8-Phasen-Modells zur primären Umsetzung der NIS-2 Norm im Gesundheitswesen.

Geltungsbereich ärztliche und therapeutische Dienste

Nr.	Frage	1	2	3	4	5	6	PRIO
ÄT.01	Sind alle Ärzte und Therapeuten in NIS-2 relevanten Prozessen geschult?	☐	☐	☐	☐	☐	☐	1,0
ÄT.02	Sind klinische Kernprozesse für IT-Ausfälle vorbereitet und mit Verfahrensanweisungen dokumentiert?	☐	☐	☐	☐	☐	☐	1,0
ÄT.03	Sind Regeln zur Nutzung privater Geräte und Kommunikationswege bekannt und dokumentiert (Zusammenarbeit mit Personalabteilung)?	☐	☐	☐	☐	☐	☐	0,6
ÄT.04	Funktionieren Notfallprozesse bei Ausfall digitaler Befundungen zuverlässig (in Zusammenarbeit mit der IT-Abteilung)?	☐	☐	☐	☐	☐	☐	0,8
ÄT.05	Werden kritische Systeme wie PACS, KIS, RIS regelmäßig nach Resilienz Kriterien bewertet?	☐	☐	☐	☐	☐	☐	0,6
ÄT.06	Wurden bestehende D&O-Versicherungen im Kontext von NIS-2 und KI-Anwendungen überprüft und gegebenenfalls an die persönlichen Haftungsanforderungen der Personen der Geschäftsleitung angepasst? (Zusammenarbeit mit Rechts- und Finanzabteilung)	☐	☐	☐	☐	☐	☐	1,0
ÄT.07	Wurden die neuen Pflichten der Geschäftsleitung (Registrierungspflichten, Melde- und Unterrichtungspflichten, Dokumentationspflichten) durch Maßnahme Planungen in die interne Organisationsstruktur (Assistenten, Referenten) integriert?	☐	☐	☐	☐	☐	☐	0,8
ÄT.08	Wurde die Struktur der regelmäßigen Berichte (Quartals- und Jahresberichte) an die NIS-2 (& KI-Verordnung) angepasst?	☐	☐	☐	☐	☐	☐	0,6

Geltungsbereich kaufmännische Abteilung

Nr.	Frage	1	2	3	4	5	6	PRIO
KA.01	Wurde die Betroffenheit für NIS-2 mit der Assistenz und bei Bedarf mit juristischer Unterstützung festgestellt und dokumentiert?	☐	☐	☐	☐	☐	☐	1,2
KA02	Wurden die neuen Rahmenbedingungen der NIS-2 Gesetzgebung mit der Führungsebene erörtert und schriftlich dokumentiert? (erhöhtes Haftungsrisiko für Mitglieder der Geschäftsleitung)	☐	☐	☐	☐	☐	☐	1,0
KA.03	Wurde bei NIS-2 Betroffenheit ein externer Partner für die Schulungsmaßnahmen der Geschäftsleitung ausgewählt und beauftragt?	☐	☐	☐	☐	☐	☐	0,8
KA.04	Wurden die Versicherungsbedingungen der Cyber- und D&O Versicherungen analysiert und an die persönlichen NIS-2 und KI-Haftungsrisiken und Obliegenheiten angepasst?	☐	☐	☐	☐	☐	☐	0,8
KA.05	Wurden die neuen Rahmenbedingungen wie NIS-2 und die KI-Anwendungen als zusätzliche Verpflichtungen in die Verträge oder Vertragszusätze aller Mitarbeitenden aufgenommen?	☐	☐	☐	☐	☐	☐	1,0
KA.06	Wurde das rechtliche Lieferketten-Management in Verträge mit Lieferanten und Kooperationspartner als Standard nach NIS-2 aufgenommen? (Zusammenarbeit mit Einkaufsabteilung)	☐	☐	☐	☐	☐	☐	1,0
KA.07	Wurden die Web-Veröffentlichungen mit NIS-2 Informationen aktualisiert (NIS-2 & evtl. KI)?	☐	☐	☐	☐	☐	☐	0,6
KA.08	Wurden alle Partner und Lieferanten über NIS-2 im Kontext der Lieferkettensicherheit informiert?	☐	☐	☐	☐	☐	☐	0,6

Geltungsbereich Personalabteilung im NIS-2 Kontext

Nr.	Frage	1	2	3	4	5	6	PRIO
PA.01	Wurden die Auswirkungen von NIS-2 und der KI-VO auf das Personalmanagement analysiert und ein entsprechendes Maßnahmenspektrum entworfen?	☐	☐	☐	☐	☐	☐	1,0
PA.02	Wurden die neuen Anforderungen für die Mitarbeitenden analysiert, um in die Verträge oder Stellenbeschreibungen aufzunehmen (z. B. Mitwirkungspflichten bei offiziellen Meldungen)?	☐	☐	☐	☐	☐	☐	1,0

Nr.	Frage	1	2	3	4	5	6	PRIO
PA.03	Wurde ein konkreter Schulungsplan mit Vorgabe der Ziele (nach NIS-2 bzw. nach KI-VO) erstellt und mit den bereits bestehenden Schulungsmaßnahmen synchronisiert (Curriculum)?	☐	☐	☐	☐	☐	☐	0,8
PA.04	Wurde Schulungsmaterial für Beauftragte und Mitarbeitende erstellt (Merkblätter, Schulungs- oder Erklärvideos) und Motivationsmaßnahmen eingeleitet?	☐	☐	☐	☐	☐	☐	0,6
PA.05	Wurden Anforderungen für das Onboarding neuer Teammitglieder nach NIS-2 aktualisiert (z. B. Passwort-Management)?	☐	☐	☐	☐	☐	☐	0,8
PA.06	Wurden Anforderungen für das Offboarding ausscheidender Mitarbeitender nach NIS-2 aktualisiert (z. B. Löschung der Zugangsberichtigungen etc.)?	☐	☐	☐	☐	☐	☐	0,8
PA.07	Wurde eine aktuelle „Gap and Risk Analysis" für die Personalabteilung (PA) durchgeführt und eine Bearbeitung der offenen Punkte mit Zieldatum geplant?	☐	☐	☐	☐	☐	☐	0,6
PA.08	Wurden interne Betriebsanweisungen nach NIS-2 und (bei Betroffenheit) abgestimmt nach KRITISDach G angepasst und bekannt gemacht?	☐	☐	☐	☐	☐	☐	0,6
	Zwischensumme eigene Punktzahl							

Geltungsbereich IT-Abteilung

Nr.	Frage	1	2	3	4	5	6	PRIO
IT.01	Wurde eine Dokumentation bestehender Maßnahmen und Systeme im Rahmen der IT-Sicherheit zum Abgleich mit den NIS-2 Anforderungen erstellt?	☐	☐	☐	☐	☐	☐	1,0
IT.02	Wurde ein umfassendes Security Information and Event Management-System (SIEM) nach NIS-2 Verordnung geplant, entwickelt und umgesetzt?	☐	☐	☐	☐	☐	☐	1,0
IT.03	Wurden die IT-Risiko-Analysen den verschärften NIS-2 Anforderungen angepasst und initial umgesetzt?	☐	☐	☐	☐	☐	☐	1,2
IT.04	Wurde ein Frühwarnsystem oder IDS (Intrusion Detection System) nach NIS-2 Vorgabe entwickelt und aktiviert?	☐	☐	☐	☐	☐	☐	0,8
IT.05	Werden regelmäßige Sicherheitsupdates zeitnah durchgeführt und ein professionelles Patch-Management realisiert?	☐	☐	☐	☐	☐	☐	0,6

Nr.	Frage	1	2	3	4	5	6	PRIO
IT.06	Sind Firewalls und alle relevanten Cybersicherheitstools installiert und werden sie regelmäßig aktualisiert?	☐	☐	☐	☐	☐	☐	1,0
IT.07	Wurde eine 3-Jahresplanung (36-Monate Curriculum) erstellt? (Abstimmung mit allen relevanten Abteilungen (z. B. mit QM-Zielen))	☐	☐	☐	☐	☐	☐	0,6
IT.08	Wurde das IT-Krisenmanagement und die Kontinuitätsplanung den neuen NIS-2 Anforderungen angepasst?	☐	☐	☐	☐	☐	☐	1,0
IT.09	Wurden die Managementsysteme (ISMS, DSMS, QMS) den neuen Anforderungen nach NIS-2 u KI-VO und bei Bedarf an KRITISDach G angepasst? (Zusammenarbeit mit QM-Abteilung)	☐	☐	☐	☐	☐	☐	0,6
IT.10	Wurde ein Chief Information Security Officer (CISO) intern oder extern benannt und vertraglich beauftragt?	☐	☐	☐	☐	☐	☐	1,0
IT.11	Wurden wirtschaftlich unabhängige Geschäftseinheiten (z. B. MVZ, ASV) auf NIS-2 Relevanz geprüft?	☐	☐	☐	☐	☐	☐	0,8
IT.12	Wurde das Dokumentations- und Meldesystem für offizielle Stellen in Zusammenarbeit mit der QM-Abteilung etabliert und getestet?	☐	☐	☐	☐	☐	☐	0,8

Geltungsbereich Einkaufsabteilung

Nr.	Frage	1	2	3	4	5	6	PRIO
EK.01	Wurde eine Checkliste zur Identifikation der Lieferanten mit besonderer NIS-2 Relevanz (IT, Medizintechnik, Medizinprodukte) erstellt?	☐	☐	☐	☐	☐	☐	1,0
EK.02	Wurden die Kriterien für das Lieferketten-Management definiert und für alle Einkaufs-Prozesse dokumentiert (Lieferantenaudits nach Artikel 21 Absatz 2 der Richtlinie)?	☐	☐	☐	☐	☐	☐	0,8
EK.03	Wurden alle NIS-2 relevanten Lieferanten-Audits durchgeführt und dokumentiert?	☐	☐	☐	☐	☐	☐	0,6
EK.04	Wurden Lieferanten ohne NIS-2 Rechtskonformität beraten und bei Nicht-Erfüllung der Sicherheitskriterien rechtskonform ersetzt? (in Zusammenarbeit mit Rechts- und IT-Abteilung)	☐	☐	☐	☐	☐	☐	0,6
EK.05	Wurden Notfallpläne für Lieferantenausfälle und Strategien für den Fall des Ausfalls kritischer Dienstleister entwickelt? (in Zusammenarbeit mit Assistenz- und IT-Abteilung)	☐	☐	☐	☐	☐	☐	1,0

Nr.	Frage	1	2	3	4	5	6	PRIO
EK.06	Wurden besondere NIS-2 und KI Kriterien für die Anschaffung von Medizintechnik und PACS-Anwendungen erstellt und in Kraft gesetzt (in Zusammenarbeit mit IT-Abteilung)?	☐	☐	☐	☐	☐	☐	0,8
EK.07	Wurde geprüft in welchen wichtigen Bereichen die Abhängigkeit von nur einem Lieferanten besteht (Monokultur-Einkauf)?	☐	☐	☐	☐	☐	☐	1,0
EK.08	Wurden Sicherheits- und Meldepflichtklauseln in alle Ausschreibungs-, Angebots- und Vertragsdokumente aufgenommen (NIS-2 Konformitätsklauseln)?	☐	☐	☐	☐	☐	☐	1,0
EK.09	Besteht eine Lieferanten- und Dienstleisterdatenbank mit Sicherheitsinformationen, Auditberichten, Zertifikaten und gegebenenfalls Berichten über Störfälle und Problemlösungen?	☐	☐	☐	☐	☐	☐	0,8
EK.10	Wurde eine aktuelle „Gap and Risk Analysis“ für die Einkaufsabteilung durchgeführt und eine Bearbeitung der offenen Punkte mit Zieldatum geplant?	☐	☐	☐	☐	☐	☐	1,0
	Zwischensumme eigene Punktzahl							

Geltungsbereich medizinische und pflegerische Versorgung

Nr.	Frage	1	2	3	4	5	6	PRIO
VS.01	Wurden die Mitarbeitenden in der Patientenversorgung über NIS-2 (und KI) mit Orientierungsangeboten über relevante Maßnahmen aufgeklärt?	☐	☐	☐	☐	☐	☐	1,0
VS.02	Wurde ein Curriculum für die Umsetzung der Regulatorik (für 18 oder 24 oder 36 Monate etc.) erstellt und mit anderen Schulungsprogrammen umgesetzt?	☐	☐	☐	☐	☐	☐	0,8
VS.03	Wurde ein Informationsdokument für die Mitarbeitenden in der Versorgung zu NIS-2 (evtl. mit KI) erstellt und digital oder analog verteilt?	☐	☐	☐	☐	☐	☐	0,8
VS.04	Wurden die Verträge mit Mitarbeitenden (frei und angestellt) nach NIS-2 (und wenn relevant) nach KRITISDach G Anforderungen angepasst (Schnittstelle zur Rechtsabteilung)?	☐	☐	☐	☐	☐	☐	1,0
VS.05	Wurden NIS-2 Anforderungen in den Trainingsplan aufgenommen und Schulungen durchgeführt (z. B. Schulungs-Webinare mit Videos)?	☐	☐	☐	☐	☐	☐	1,0

Nr.	Frage	1	2	3	4	5	6	PRIO
VS.06	Wurden Mitarbeitende besonders in die sicherheitsrelevante Nutzung (nach NIS-2 und KI) von Medizintechnik und Medizinprodukte mit Dokumentation eingewiesen?	☐	☐	☐	☐	☐	☐	0,8
VS.07	Wurde mit wichtigen Mitarbeitenden ein internes Audit (First Party Audit) durchgeführt?	☐	☐	☐	☐	☐	☐	0,6
VS.08	Wurden alle Mitarbeitenden in die Patientenaufklärung über Datensicherheit (NIS-2), Datenschutz (DSGVO) und den Einsatz von KI geschult?	☐	☐	☐	☐	☐	☐	1,0
VS.09	Bestehen aktuelle schriftliche Aufklärungs- und Informationsmaterialien zu Datensicherheit, Datenschutz, QM und KI und stehen diese auch im Internet zur Verfügung?	☐	☐	☐	☐	☐	☐	0,8
VS.10	Wurde eine aktuelle „Gap and Risk Analysis" für die Versorgung durchgeführt und eine Bearbeitung der offenen Punkte mit Zieldatum geplant?	☐	☐	☐	☐	☐	☐	0,8
	Zwischensumme eigene Punktzahl							

Geltungsbereich Qualitätsmanagement (QM)

Nr.	Frage	1	2	3	4	5	6	PRIO
QM.01	Wurde eine Analyse erarbeitet, wie die neuen Prozesse für NIS-2 (und KI), in das bestehende QM-Systeme integriert werden können?	☐	☐	☐	☐	☐	☐	1,0
QM.02	Wurde analysiert, wie viele und welche Verfahrensanweisungen und Prozessbeschreibungen in den Abteilungen (Recht, Personal, Einkauf, IT, Versorgung etc.) entwickelt und umgesetzt werden müssen?	☐	☐	☐	☐	☐	☐	0,8
QM.03	Wurde ein PDCA-System (PLAN-DO-CHECK-ACT) zur regelmäßigen Optimierung für NIS-2 (und KI) etabliert?	☐	☐	☐	☐	☐	☐	0,8
QM.04	Wurden NIS-2 Kriterien (und KI) als Elemente in den regelmäßigen QM-Bericht aufgenommen?	☐	☐	☐	☐	☐	☐	0,6
QM.05	Wurden die neuen NIS-2 Anforderungen (z. B. Lieferkettenmanagement) in das bestehende QMS aufgenommen?	☐	☐	☐	☐	☐	☐	0,8
QM.06	Wurden Verfahrens- und Arbeitsanweisungen für neue Aufgaben erstellt (z. B. pragmatische Mehrfach-Authentifizierung) und in Kraft gesetzt?	☐	☐	☐	☐	☐	☐	1,0

Nr.	Frage	1	2	3	4	5	6	PRIO
QM.07	Wurde ein internes QM-Audit durchgeführt, um die aktuellen Ergänzungen zu evaluieren (Rechtskonformitäts-Test, z. B. nach BSI Empfehlungen)?	☐	☐	☐	☐	☐	☐	0,8
QM.08	Wurde eine aktuelle „Gap and Risk Analysis“ für die QM-Abteilung durchgeführt und eine Bearbeitung der offenen Punkte mit Zieldatum geplant?	☐	☐	☐	☐	☐	☐	0,8
	Zwischensumme eigene Punktzahl							

12.3 NIS-2 Rundbriefe an Mitarbeitende

Die Orientierung der Mitarbeitenden steht am Anfang der NIS-2-Einführung. Als erster Schritt eignet sich ein Rundbrief als Aushang oder mit analoger oder digitaler Verteilung.

Muster zur individuellen Anpassung
Gemeinsam für ein sicheres und zukunftsorientiertes Krankenhaus

An alle Mitarbeiterinnen und Mitarbeiter in allen Bereichen unseres Hauses

Liebe Kolleginnen und Kollegen,

unser Krankenhaus steht täglich für Verlässlichkeit, Qualität und Fürsorge. Menschen vertrauen uns – oft in den wichtigsten Momenten ihres Lebens. Dieses Vertrauen verpflichtet uns, nicht nur medizinisch, sondern auch organisatorisch und digital auf höchstem Niveau zu arbeiten.

Die zunehmende Digitalisierung bringt uns dabei viele Vorteile. Sie macht Prozesse schneller, Entscheidungen besser und Behandlungen präziser. Gleichzeitig wächst aber auch die Verantwortung, unsere Organisation sicher und widerstandsfähig zu gestalten.

Warum wir jetzt konkret handeln müssen?

Mit der europäischen Richtlinie NIS-2 werden die Anforderungen an die Sicherheit unserer digitalen Infrastruktur weiter gestärkt. Für uns bedeutet das vor allem eines: Wir entwickeln uns weiter – als modernes, sicheres Krankenhaus.

Diese Veränderung betrifft uns alle, in allen Abteilungen: in der medizinischen und pflegerischen Versorgung, in der Verwaltung, in der IT und Medizintechnik, im Qualitätsmanagement.

Worum geht es konkret?
NIS-2 unterstützt genau das, was wir ohnehin tun:

- Patientensicherheit gewährleisten – auch digital
- Betriebsfähigkeit sichern – selbst in Ausnahmesituationen
- Vertrauen unserer Patienten stärken – intern und extern

Was bedeutet das für unseren Alltag?
In den kommenden Monaten werden wir gemeinsam die konkreten NIS-2 Verpflichtungen umsetzen:

- unsere Abläufe überprüfen und verbessern
- klare und verständliche Sicherheitsregeln etablieren
- den Umgang mit IT-Systemen weiter vereinfachen und absichern
- praxisnahe Schulungen anbieten

Jede und jeder Einzelne trägt einen wichtigen Teil zum Erfolg bei. Sie können konkret beitragen, indem Sie aufmerksam mit Informationen und Systemen umgehen, Auffälligkeiten melden und regelmäßig an Schulungen teilnehmen.

Diesen Prozess setzen wir schrittweise und geplant, transparent und mit Unterstützung durch unsere Fachbereiche und externe Experten um.

NIS-2 ist ein Rahmenkonzept und keine zusätzliche Belastung, sondern eine Investition in Sicherheit, Stabilität, Qualität und Zukunftsfähigkeit.

Gemeinsam stellen wir sicher, dass unser Krankenhaus auch in einer digitalisierten Welt eine Einrichtung bleibt, in der sich Menschen sicher und professionell aufgehoben fühlen.

Vielen Dank für Ihre wichtige Unterstützung.

Beste Grüße

Geschäftsleitung

12.4 NIS-2 Zusatzerläuterungen für Verträge der Mitarbeitenden

Muster zur individuellen Anpassung
Zusatzerläuterung zum Mitarbeitenden-Vertrag zu Informationssicherheit, Datenschutz und Qualitätsmanagement

Die Mitarbeitenden verpflichten sich, die im Krankenhaus geltenden Regelungen zur Informationssicherheit, zum Datenschutz sowie zum Qualitätsmanagement gewissenhaft einzuhalten. Dies umfasst insbesondere die Beachtung der einschlägigen gesetzlichen Vorgaben, einschließlich der Anforderungen aus der NIS-2-Richtlinie in ihrer nationalen Umsetzung, der Datenschutz-Grundverordnung (DSGVO) sowie der jeweils geltenden Qualitätsmanagement-Vorschriften für Einrichtungen des Gesundheitswesens.

Die Mitarbeitenden sind verpflichtet, sich regelmäßig über die für ihre Tätigkeit relevanten Regeln, Prozesse und Sicherheitsanforderungen zu informieren und die hierzu erlassenen internen Richtlinien, Dienstanweisungen und Verfahrensbeschreibungen in der jeweils gültigen Fassung zu beachten. Änderungen und Aktualisierungen dieser Vorgaben sind verbindlich.

Zur Sicherstellung eines angemessenen Sicherheits-, Datenschutz- und Qualitätsniveaus verpflichten sich die Mitarbeitenden zur Teilnahme an regelmäßigen Schulungen, Unterweisungen und Sensibilisierungsmaßnahmen sowie an ggf. vorgesehenen Wissenstests oder vergleichbaren Evaluierungsmaßnahmen. Diese dienen der Überprüfung und Aufrechterhaltung der notwendigen Kenntnisse und Fähigkeiten im jeweiligen Aufgabenbereich.

Die Mitarbeitenden sind ferner verpflichtet, erkannte oder vermutete Verstöße, Sicherheitsvorfälle, Datenschutzverletzungen oder qualitätsrelevante Abweichungen unverzüglich über die vorgesehenen internen Meldewege anzuzeigen und im Rahmen ihrer Tätigkeit zur Aufklärung und Behebung solcher Sachverhalte beizutragen.

Diese Verpflichtungen gelten für die gesamte Dauer des Arbeitsverhältnisses und bestehen im Rahmen der gesetzlichen Vorgaben auch über dessen Beendigung hinaus fort, soweit dies zur Wahrung der Informationssicherheit, des Datenschutzes und der Qualitätssicherung erforderlich ist.

Datum/Unterschrift

12.5 Rechtskonformes NIS-2 Schulungskonzept

Im Dezember 2025 wurde die NIS-2 Gesetzgebung offiziell in Kraft gesetzt. Damit gelten die umfassenden Anforderungen für alle Krankenhäuser ohne Übergangsfrist ab Januar 2026.

Die eingeleitete Digitalisierung des Gesundheitswesens eröffnet Krankenhäusern enorme Chancen und Potenziale. Sie erhöht gleichzeitig allerdings ihre Verwundbarkeit gegenüber Systemausfällen und Cyberangriffen. Als Betreiber kritischer und hochsensibler Infrastrukturen tragen Krankenhäuser eine besondere Verantwortung für die Sicherheit ihrer Informationssysteme, medizinischen Geräte und Patientendaten. Mit der Umsetzung der NIS-2-Richtlinie und den daraus abgeleiteten nationalen Anforderungen steigen die Verpflichtungen der Krankenhausleitung und der führenden Mitarbeiter.

Ein zentrales Element dieser Anforderungen ist die verpflichtende, rollen- und aufgabenspezifische Schulung aller Mitarbeitenden, einschließlich der Geschäftsleitung. Die NIS-2 Richtlinie betont ausdrücklich, dass Informationssicherheit und Cyberschutz nicht allein technische Aufgaben sind, sondern vor allem organisationsweite Verantwortungen. Diese betrifft alle Bereiche eines Krankenhauses. Einzubeziehen sind IT und Haustechnik, Medizintechnik, Pflege, Verwaltung und alle klinischen Fachabteilungen.

Verschiedene Studien haben ergeben, dass mehr als drei Viertel der Sicherheitsstörungen durch den „Faktor Mensch" zu verantworten sind. Fehler oder Unachtsamkeiten einzelner Mitarbeitender können schwerwiegende Folgen haben: Behandlungsunterbrechungen, Ausfälle medizinischer Geräte, Datenverlust oder die Gefährdung der Patientensicherheit.

Jedes Krankenhaus benötigt daher ein strukturiertes, nachvollziehbares und wirksam dokumentiertes Schulungskonzept. Dieses hat sicherzustellen, dass alle Mitarbeitenden genau das Wissen erhalten, das sie für ihre spezifischen Aufgaben im Rahmen der NIS-2-Pflichten benötigen.

Ziele des Schulungskonzepts

Allgemeine Awareness- oder IT-Schulungen reichen dafür nicht aus. Gefordert ist ein systematischer Schulungsplan, der:

- die gesetzlichen Anforderungen der NIS-2-Richtlinie und des BSI-G-(BSI Gesetz) erfüllt,
- die Verantwortung der Geschäftsleitung sicherstellt (Auditnachweis),
- die Besonderheiten der klinischen Krankenhaus-Strukturen abbildet,
- die Risiken vernetzter Medizintechnik und deren Vernetzung adressiert,
- alle Mitarbeitenden qualifiziert, professionell und selbstsicher mit IT-Systemen, Daten und Notfallsituationen umzugehen (Auditnachweis).

Das dokumentierte Schulungskonzept bildet die Grundlage für eine nachhaltige NIS-2-Sicherheitskultur im Krankenhaus. Es definiert Zielgruppen, fachspezifische Inhalte, konkrete Verantwortlichkeiten, Frequenzen und Nachweisprozesse. Es muss sichergestellt sein, dass alle Mitarbeitenden ihren Beitrag zur Informationssicherheit, Cyberresilienz der Einrichtung leisten können. Damit unterstützt es nicht nur die Erfüllung regulatorischer Vorgaben, sondern stärkt auch die Versorgungssicherheit und das Vertrauen von Patientinnen und Patienten.

12.6 NIS-2 Pflichtschulungsmatrix für Krankenhausabteilungen

Diese Matrix enthält für die zentralen Krankenhausabteilungen die **8 wichtigsten NIS-2 Pflichtschulungsinhalte** sowie die **zugehörigen Verantwortlichkeiten** für Planung, Durchführung und Nachweisführung (Abb. 12.1).

12.6.1 Geschäftsleitung (GL)

Schulungsinhalte

- Rechtliche Verantwortung und persönliche Haftung
- NIS-2 Pflichten des Krankenhauses
- Risikobasierter Führungsansatz
- Strategische Rolle im ISMS
- Lieferkettenverantwortung
- Meldepflichten bei Sicherheitsvorfällen
- Kontinuitäts- und Notfallmanagement
- Überwachung und Wirksamkeitskontrolle

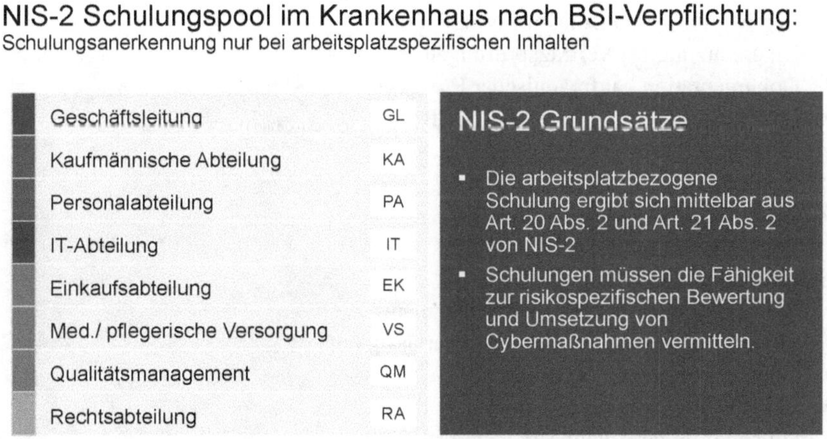

Abb. 12.1 NIS-2 Schulungspool im Krankenhaus nach BSI-Verpflichtung. Nach den Erfahrungen mit NIS-1 wird mit NIS-2 die Anforderung in Art. 20 und 21 an die risikospezifischen Fähigkeiten der Mitarbeitenden konkretisiert

Verantwortlichkeiten

- Gesamtverantwortung für NIS-2 Compliance
- Freigabe von Budgets und Ressourcen
- Benennung der verantwortlichen Rollen
- Teilnahme am Management-Review
- Sicherstellung der Meldewege

12.6.2 Kaufmännische Abteilung

Schulungsinhalte

- Grundlagen NIS-2 für kaufmännische Prozesse
- Risikobasierte Budgetierung
- Vertrags- und Dienstleistersteuerung
- Dokumentationspflichten
- Umgang mit sensiblen Daten
- Verfügbarkeits- und Integritätsanforderungen
- Erkennen und Melden von Vorfällen
- Schnittstellen zu IT, Einkauf und GL

Verantwortlichkeiten

- Bereitstellung von Budgetinformationen
- Unterstützung bei Vertragsprüfungen
- Dokumentation kaufmännischer Prozesse
- Zusammenarbeit mit Einkauf und IT

12.6.3 HR/Personalabteilung

Schulungsinhalte

- NIS-2 Pflichten im Personalmanagement
- Sicherheitsüberprüfungen und Zuverlässigkeit
- Onboarding und Offboarding
- Pflichtschulungen und Nachweise
- Umgang mit personenbezogenen Daten
- Awareness und Meldewege
- Rollen- und Verantwortlichkeitsdokumentation
- Verhaltensrichtlinien

NIS-2 Maßnahmenplanung Bereich: Personalabteilung

Nr.	Frage	1	2	3	4	5	6	PRIO
PA.01	Wurden die Auswirkungen von NIS-2 und der KI-VO auf das Personalmanagement analysiert und ein entsprechendes Maßnahmenspektrum entworfen?	☐	☐	☐	☐	☐	☐	1,0
PA.02	Wurden die neuen Anforderungen für die Mitarbeitenden analysiert, um in die Verträge oder Stellenbeschreibungen aufzunehmen (z.B. Mitwirkungspflichten bei offiziellen Meldungen?)	☐	☐	☐	☐	☐	☐	1,0
PA.03	Wurde ein konkreter Schulungsplan mit Vorgabe der Ziele (nach NIS-2 bzw. nach KI-VO) erstellt und mit den bereits bestehenden Schulungsmaßnahmen synchronisiert (Curriculum)?	☐	☐	☐	☐	☐	☐	0,8
PA.04	Wurde Schulungsmaterial für Beauftragte und Mitarbeitende erstellt (Merkblätter, Schulungs- oder Erklärvideos) und Motivationsmaßnahmen eingeleitet?	☐	☐	☐	☐	☐	☐	0,6
PA.05	Wurden Anforderungen für das Onboarding neuer Teammitglieder nach NIS-2 aktualisiert (z.B. Passwort-Management)?	☐	☐	☐	☐	☐	☐	0,8

Abb. 12.2 NIS-2 Maßnahmenplanung Bereich: Personalabteilung. Durch Monitoring Checklisten wird die Maßnahmenplanung nach NIS-2 entwickelt

Verantwortlichkeiten

- Organisation aller Pflichtschulungen
- Nachweisführung und Archivierung
- Pflege der Rollen- und Berechtigungsdokumentation
- Sicherstellung sicherer HR-Prozesse (Abb. 12.2)

12.6.4 IT-Abteilung

Schulungsinhalte

- Technische NIS-2 Maßnahmen
- Patch- und Schwachstellenmanagement
- Netzwerksegmentierung
- Monitoring und Logging
- Backup und Wiederherstellung
- Incident Response
- Dokumentation
- Lieferketten- und Systemverantwortung

Verantwortlichkeiten

- Umsetzung technischer Sicherheitsmaßnahmen
- Betrieb von Monitoring und Logging
- Sicherstellung der Systemverfügbarkeit
- Unterstützung bei Vorfallmeldungen

12.6.5 Einkaufsabteilung

Schulungsinhalte

- NIS-2 in der Lieferkette
- Bewertung kritischer Dienstleister
- Sicherheitsanforderungen in Verträgen
- Nachweis- und Zertifikatsprüfung
- Lieferantenklassifizierung
- Dokumentation
- Kommunikation mit IT, GL und Recht
- Meldewege bei Störungen

Verantwortlichkeiten

- Prüfung von Lieferanten und Verträgen
- Einholung sicherheitsrelevanter Nachweise
- Zusammenarbeit mit IT und Recht
- Dokumentation der Lieferantenbewertung

12.6.6 Medizintechnik

Schulungsinhalte

- NIS-2 für vernetzte Medizinprodukte
- Patch- und Updateprozesse
- Inventarisierung
- Sicherer Betrieb von Altgeräten
- Zugriffskontrollen
- Herstelleranforderungen
- Meldepflichten
- Dokumentation

Verantwortlichkeiten

- Pflege der Geräteinventare
- Umsetzung technischer Sicherheitsmaßnahmen
- Kommunikation mit Herstellern
- Meldung von Geräte-IT-Störungen

12.6.7 Pflegerische Versorgung

Schulungsinhalte

- Grundlagen NIS-2 für Pflege
- Sicherer Umgang mit KIS/PDMS
- Phishing & Social Engineering
- Umgang mit Patientendaten
- Meldewege
- Geräte- und Systemverantwortung
- Passwort- & Zugriffsrichtlinien
- Notfallprozesse

Verantwortlichkeiten

- Einhaltung sicherer Arbeitsprozesse
- Meldung von IT-Störungen
- Teilnahme an Pflichtschulungen
- Umsetzung von Zugriffsrichtlinien

12.6.8 Qualitätsmanagement (QM)

Schulungsinhalte

- NIS-2 im QM-System
- Dokumentationsanforderungen
- Integration in QM-Prozesse
- Auditfähigkeit
- Risikomanagementmethoden
- Meldewege
- Schnittstellen zu IT, GL und Recht
- Wirksamkeitskontrolle

Verantwortlichkeiten

- Pflege der QM-Dokumentation
- Durchführung interner Audits
- Unterstützung bei Risikoanalysen
- Sicherstellung der Nachweisführung

12.6.9 Rechtsabteilung/Rechtsberatung

Schulungsinhalte

- Rechtliche Grundlagen NIS-2
- Haftung und Organisationsverschulden
- Vertragsgestaltung
- Meldepflichten
- Dokumentationspflichten
- Bewertung von Sicherheitsvorfällen
- Schnittstellen zu Datenschutz
- Behördenkommunikation

Verantwortlichkeiten

- Prüfung und Anpassung von Verträgen
- Beratung der GL und Fachabteilungen
- Unterstützung bei Vorfallmeldungen
- Sicherstellung rechtssicherer Dokumentation

12.7 Beispiel Wissentest für Pflege- und Verwaltungskräfte im Krankenhaus

Wissenstest – Verwaltung, Abrechnung & Pflegekartei

Frage 1
Welche Aussage beschreibt die Rolle der Verwaltung unter NIS-2 am besten?

- A) Verwaltung verarbeitet nur technische Daten
- B) Verwaltung hat keine sicherheitsrelevanten Aufgaben
- C) Verwaltung verarbeitet hochsensible personenbezogene Daten
- D) Verwaltung darf Daten privat speichern

Richtige Antwort: C

Frage 2
Welche Angabe zur Abrechnung ist korrekt?

- A) Private E-Mail ist erlaubt
- B) Finanzdaten gehören zu den sensibelsten Daten

- C) Abrechnungsdaten müssen nicht geschützt werden
- D) Papierlisten sind immer zulässig

Richtige Antwort: B

Frage 3
Was ist im Umgang mit Pflegekarteien verboten?

- A) Führen in freigegebenen Systemen
- B) Regelmäßige Aktualisierung
- C) Nutzung privater Notizen oder Schattenakten
- D) Korrekte Dokumentation

Richtige Antwort: C

Frage 4
Wofür muss KIM verwendet werden?

- A) Private Mitteilungen
- B) Sichere Kommunikation mit Ärzten und Kassen
- C) Versand privater Dateien
- D) Interne Chatnachrichten

Richtige Antwort: B

Frage 5
Was gilt für Dokumentationen?

- A) Schattenakten sind erlaubt
- B) Daten müssen nachvollziehbar dokumentiert werden
- C) Löschregeln sind freiwillig
- D) Exporte sind nicht relevant

Richtige Antwort: B

Frage 6
Welche Aussage zu KI ist richtig?

- A) KI ersetzt menschliche Entscheidungen
- B) KI-Daten dürfen automatisch übernommen werden

- C) KI muss transparent und überprüfbar sein
- D) KI benötigt keine Sicherheit

Richtige Antwort: C

Frage 7
Welche Maßnahme gehört zur organisatorischen Sicherheit?

- A) Offene Ablage sensibler Akten
- B) Abgeschlossenes Archiv & Arbeitsplätze
- C) Unkontrollierte Besucherbewegungen
- D) Private Datenspeicherung

Richtige Antwort: B

Frage 8
Was muss bei verdächtigen Dokumenten oder E-Mails erfolgen?

- A) Ignorieren
- B) Privat weiterleiten
- C) Sofortige Meldung an IT/Datenschutz
- D) In einer Schattenakte ablegen

Richtige Antwort: C

Frage 9
Welche Aussage zu Stammdaten ist korrekt?

- A) Aktualisierung ist optional
- B) Nur Pflegekräfte dürfen Stammdaten bearbeiten
- C) Stammdaten müssen korrekt & einheitlich gepflegt sein
- D) Schattenakten sind erlaubt

Richtige Antwort: C

Frage 10
Welche Systeme haben in der Verwaltung höchste Priorität?

- A) Social-Media-Zugänge
- B) TI-Systeme und Abrechnungsprozesse
- C) Private Geräte
- D) Testsysteme für Lernzwecke

Richtige Antwort: B

Was Sie aus diesem *essential* mitnehmen können

- Grundlagen zur Regulatorik der Digitalisierung in der medizinischen und pflegerischen Versorgung nach NIS-2 Standards
- Basiswissen zu NIS-2 basierter Informationssicherheit und zum Datenschutz im Gesundheits- und Sozialwesen
- Konkrete Aufgabenstellungen für Mitarbeitende zur Einführung der NIS-2-Gesetzgebung in Krankenhäusern, großen Arztpraxen und Pflegeeinrichtungen
- Beispiele für Verfahrensanweisungen, Checklisten und Standardtexte für Qualitätsmanagementsysteme (z. B. ISO 9001)
- Aktuelle Fortbildung in der digitalen Arbeitswelt von Krankenhauspersonal, Pflegekräften und Mitarbeitenden in Arztpraxen
- NIS-2 relevante berufsgruppenspezifische Anforderungen an Schulungen und Weiterbildungen
- Basisinformationen zu GRC-Anwendungen (Governance, Risk, Compliance)

R. Waedlich et al., *NIS-2 im Gesundheitswesen für Mitarbeitende*, essentials, https://doi.org/10.1007/978-3-662-74198-6

Glossar

ASV Ambulante Spezialfachärztliche Versorgung, ein Konzept der integrierten Krankenhäuser unterhalten ambulante ASV-Praxen für spezifische Patientengruppen

AV-Verträge Auftragsverarbeiterverträge werden in der DSGVO im Zusammenhang mit Datenschutzanforderungen adressiert

BSI Bundesamt für Sicherheit in der Sicherheitstechnik

CDSS Clinical Decision Support System, „Klinisches Entscheidungsunterstützungssystem" unterstützt, indem es auf Basis von Patientendaten, klinischen Leitlinien und anderen relevanten Informationen Empfehlungen gibt oder auf mögliche Risiken hinweist.

Cybersicherheit Sicherheit für digitale Angriffe von IT-Systemen

DICOM Digital Imaging and Communications in Medicine, Standard für die digitale Bildverarbeitung in der Medizin

Digitalisierung Umstellung von analogen Verfahren und Strukturen auf digitale Prozesse

DSGVO EU-Datenschutzgrundverordnung, rechtliche Vorschriften für die Verwaltung von Personendaten, auch im Gesundheits- und Sozialwesen

DSMS Datenschutzmanagementsystem, digitales Assistenzsystem zur Umsetzung von Datenschutz (siehe auch DSGVO)

ePA Elektronische Patientenakte (Teil von TI)

Firewall IT-Modul zum Schutz vor Cyberangriffen

GRC Governance, Risk, Compliance. Zusammenfassung der Regulatorik Systeme wie ISMS, DSMS, QMS, KIMS

HL7 Health Level 7, Standard für digitale Anwendungen im Gesundheitswesen

R. Waedlich et al., *NIS-2 im Gesundheitswesen für Mitarbeitende*, essentials, https://doi.org/10.1007/978-3-662-74198-6

IHE Integrating the Healthcare Environment, Standardisierungsgruppe zur Evaluierung von Health-IT-Standards

ISMS Informationssicherheitsmanagementsystem, wesentlicher Bestandteil der NIS-2 Regulatorik

ISO 15224 Zielgruppenspezifische Norm für Qualitätsmanagementsysteme im Gesundheitswesen.

ISO 27001 Standard für Informationssicherheitsmanagementsysteme (ISMS)

ISO 27799 Internationale Norm, die Anforderungen an ein ISMS im Gesundheitswesen spezifiziert, basiert auf der ISO/IEC 27001/2

ISO 9001 Standard zur Realisierung von Qualitätsmanagement

KPI Key Performance Indicators (KPIs) sind die Maßstäbe und Messungen, die eine Einrichtung verwendet, um zu verstehen, wie gut eine Organisation, im Hinblick auf ihre strategischen und sicherheitsrelevanten Ziele abschneidet.

KRI KRIs werden von Organisationen verwendet, um zu bestimmen, welchem Sicherheits-Risiko sie ausgesetzt sind

PACS Picture Archive and Communication System, Bildverarbeitung in der Medizin

PDCA Plan-Do-Check-Act, Konzept für Optimierungsprozesse im Qualitätsmanagement

Phishing Technik in der Cyberkriminalität, um unerlaubt in fremde IT-Systeme einzudringen

PVS Praxisverwaltungssystem zur Verwaltung von Patientendaten in der ambulanten Versorgung

QM Qualitätsmanagement

QMS Qualitätsmanagementsysteme sind für größere medizinische und pflegerische Einrichtungen Vorschrift. Die Verantwortlichen können ihr System nach individuellen Kriterien wählen, z. B. ISO 9001, KTQ, EFQM, JCI (und QEP für Arztpraxen).

Virenschutz SW- oder HW-Modul in der IT zum Schutz vor Schadsoftware (Computer-Viren)

Security Awareness Bewusstsein für Sicherheit im Kontext der Digitalisierung im Gesundheitswesen

Spoofing Angriffstechnik, bei der Cyberkriminelle in Netzwerke eindringen, indem sie eine vertrauenswürdige Identität vortäuschen

TORM Technische, organisatorische Maßnahmen, ein Begriff aus der DSGVO, um Sicherheitsprozesse umzusetzen

Referenzen und weiterführende Literatur

BSI, Bundesamt für Sicherheit in der Informationstechnik https://www.bsi.bund.de/SharedDocs/Downloads/DE/BSI/Grundschutz/Hilfsmittel/Standard200_4_BCM/Standard_200-4_BCM_Flyer.pdf?__blob=publicationFile&v=2

BSI und KBV. https://www.bsi.bund.de/DE/Themen/Unternehmen-und-Organisationen/Standards-und-Zertifizierung/E-Health/Hinweise-IT-Sicherheitsrichtlinie-SGB/Hinweise_IT-Sicherheitsrichtlinie-SGB_node.html

Digital-Gesetz (DigiG), insbesondere § 391. https://www.bundesgesundheitsministerium.de/ministerium/gesetze-und-verordnungen/guv-20-lp/digig

B3S IT-Sicherheit für Krankenhäuser nach DKG. https://www.dkgev.de/themen/digitalisierung-daten/informationssicherheit-und-technischer-datenschutz/informationssicherheit-im-krankenhaus/

EU-RL 2022/2555 (NIS-2). https://eur-lex.europa.eu/eli/dir/2022/2555/oj?locale=de

KRITIS-Sektorstudie Gesundheit. https://www.bsi.bund.de/DE/Themen/Regulierte-Wirtschaft/Kritische-Infrastrukturen/Sektorspezifische-Infos-fuer-KRITIS-Betreiber/Gesundheit/Sektorstudie-Gesundheit/sektorstudie-gesundheit_node.html

Datenschutz-Grundverordnung (DSGVO). https://dsgvo-gesetz.de/

OpenKRITIS. https://www.openkritis.de/

Handbuch Klinisches Risikomanagement. Kapitel 42, Digitalisierung und innovatives Cyber- und IT-Risikomanagement, R. Waedlich. https://link.springer.com/book/10.1007/978-3-662-67565-6

DKG, Deutsche Krankenhausgesellschaft (2021a) Umsetzungshinweise nach § 75c SGB V, Informationssicherheit in Krankenhäusern, Stand: 07.12.2021 (GF-Info_75c_SGV-V_V098.pdf). https://www.dkgev.de/fileadmin/default/Mediapool/2_Themen/2.1_Digitalisierung_Daten/2.1.4._IT-Sicherheit_und_technischer_Datenschutz/2.1.4.3._IT-Sicherheit_im_Krankenhaus_75c/GF-Info-75c-SGB-V_v098.pdf

DKG, Deutsche Krankenhausgesellschaft. https://www.dkgev.de/themen/digitalisierung-daten/informationstechnik-im-krankenhaus/

HIMSS – Healthcare Information and Management Systems Society. https://www.himss.org/maturity-models/emram/

KHG, Krankenhausfinanzierungsgesetz. https://www.gesetze-im-internet.de/khg/BJNR010090972.html+

R. Waedlich et al., *NIS-2 im Gesundheitswesen für Mitarbeitende*, essentials, https://doi.org/10.1007/978-3-662-74198-6

Kolibri 360 GmbH
Ferdinand-Jühlke-Straße 7
99095 Erfurt, Deutschland
produktsicherheit@kolibri360.de